国家出版基金项目
NATIONAL PUBLICATION FOUNDATION

中医历代名家学术研究丛书

主编　潘桂娟

柳宝诒

依秋霞　编著

Academic Research Series of Famous Doctors of Traditional Chinese Medicine through the Ages

“十三五”国家重点图书出版规划项目

全国百佳图书出版单位
中国中医药出版社
·北　京·

图书在版编目（CIP）数据

中医历代名家学术研究丛书. 柳宝诒 / 潘桂娟主编；依秋霞编著. —北京：中国中医药出版社，2021.10

ISBN 978-7-5132-6569-0

Ⅰ. ①中…　Ⅱ. ①潘…　Ⅲ. ①柳宝诒（1842–1901）—传记
Ⅳ. ① K826.2

中国版本图书馆 CIP 数据核字（2020）第 253755 号

中国中医药出版社出版

北京经济技术开发区科创十三街 31 号院二区 8 号楼
邮政编码　100176
传真　010-64405721
河北品睿印刷有限公司印刷
各地新华书店经销

开本 880×1230　1/32　印张 6.5　字数 170 千字
2021 年 10 月第 1 版　2021 年 10 月第 1 次印刷
书号　ISBN 978 – 7 – 5132 – 6569 – 0

定价　49.00 元
网址　www.cptcm.com

服务热线　010-64405720
购书热线　010-89535836
侵权打假　010-64405753

微信服务号　zgzyycbs
微商城网址　https://kdt.im/LIdUGr
官方微博　http://e.weibo.com/cptcm
天猫旗舰店网址　https://zgzyycbs.tmall.com

如有印装质量问题请与本社出版部联系（010-64405510）

项目来源及国家重点图书出版计划

2005年度国家“973”计划课题“中医学理论体系框架结构与内涵研究”（编号：2005CB532503）

2009年度科技部基础性工作专项重点项目“中医药古籍与方志的文献整理”（编号：2009FY120300）子课题“古代医家学术思想与诊疗经验研究”

2013年度国家“973”计划项目“中医理论体系框架结构研究”（编号：2013CB532000）

国家中医药管理局重点研究室“中医理论体系结构与内涵研究室”建设规划

“十三五”国家重点图书、音像、电子出版物出版规划（医药卫生）

2021年度国家出版基金资助项目

《中医历代名家学术研究丛书》编委会

《中医历代名家学术研究丛书》审订委员会

前言

中医理论肇始于《黄帝内经》《难经》，本草学探源于《神农本草经》，辨证论治及方剂学发轫于《伤寒杂病论》。在此基础上，历代医家结合自身的思考与实践，提出独具特色的真知灼见，不断革故鼎新，充实完善，使得中医药学具有系统的知识体系结构、丰富的原创理论内涵、显著的临床诊治疗效、深邃的中国哲学背景和特有的话语表达方式。历代医家本身就是“活”的学术载体，他们刻意研精，探微索隐，华叶递荣，日新其用。因此，中医药学发展的历史进程，始终呈现出一派继承不泥古、发扬不离宗的繁荣景象。

中国中医科学院中医基础理论研究所，自2008年起相继依托2005年度国家“973”计划课题“中医学理论体系框架结构与内涵研究”、2009年度科技部基础性工作专项重点项目“中医药古籍与方志的文献整理”子课题“古代医家学术思想与诊疗经验研究”、2013年度国家“973”计划项目“中医理论体系框架结构研究”，以及国家中医药管理局重点研究室（中医理论体系结构与内涵研究室）建设规划，联合北京中医药大学等16所高等院校及科研和医疗机构的专家、学者，选取历代具有代表性或学术特色突出的医家，系统地阐释与解析其学术思想和诊疗经验，旨在发掘与传承、丰富与完善中医理论，为提升中医师临床实践能力和水平提供参考和借鉴。本套丛书即是由此系列研究阶段性成果总结而成。

综观历史，凡能称之为“大医”者，大都博览群书，学问淹博赅洽，集百家之言，成一家之长。因此，我们以每位医家的内容独立成书，尽可能尊重原著，进行总结、提炼和阐发。本丛书的另一个特点是，将医家特色学术观点与临床实践相印证，尽可能选择一些典型医案，用以说明理论的实践价值，便于临床施用。本丛书列选《“十三五”国家重点图书、音像、电子出版物出版规划》“医药卫生”类项目，收载民国及以前共102名医家。第一批61个分册，已于2017年出版。第二批41个分册，申报2021年国家出版基金项目已获批准，出版在即。

丛书各分册作者，有中医基础和临床学科的资深专家、国家及行业重点学科带头人，也有中青年骨干教师、科研人员和临床医师中的学术骨干，来自全国高等中医药院校、科研机构和临床单位。从学科分布来看，涉及中医基础理论、中医各家学说、中医医史文献、中医经典及中医临床基础、中医临床各学科。全体作者以对中医药事业的拳拳之心，共同努力和无私奉献，历经数年完成了这份艰巨的工作，以实际行动切实履行了“继承好、发展好、利用好”中医药的重大使命。

在完成上述科研项目及丛书撰写、统稿与审订的过程中，研究团队暨编委会和审订委员会全体成员精益求精之心始终如一。在上述科研项目负责人、丛书总主编、中国中医科学院中医基础理论研究所潘桂娟研究员主持下，由常务副主编陈曦副研究员、张宇鹏副研究员及各分题负责人——翟双庆教授、钱会南教授、刘桂荣教授、郑洪新教授、邢玉瑞教授、马淑然教授、文颖娟教授、陆翔教授、杨卫彬研究员、崔为教授、江泳教授、柳亚平副教授、王静波副教授等，以及医史文献专家张效霞教授，分别承担或参与了团队的组织和协调，课题任务书和丛书编写体例的起草、修订和具体组织实施，各单位课题研究任务的落实和分册文稿编写、审订等工作。编委会多次组织工作会议和继续教育项目培训，推进编撰工作进度，确保书稿撰写规范，并组织有关专家对初稿进行审订；最终，由总主编与常务副主编对丛书各分册进行复审、修订和统稿，并与全体作者充分交流，对各分册内容加以补充完善，而始得告成。

2016 年 3 月，国家中医药管理局颁布《关于加强中医理论传承创新的若干意见》，指出要“加强对传承脉络清晰、理论特色鲜明的古代医家的学术思想研究”。2016 年 2 月，国务院颁布《中医药发展战略规划纲要（2016—2030 年）》，强调“全面系统继承历代各家学术理论、流派及学说”。上述项目研究及丛书的编写，是研究团队对国家层面“遵循中医药发展规律，传承精华，守正创新”号召的积极响应，体现了当代中医人敢于担当的勇气和矢志不渝的追求！通过此项全国协作的系统工程，凝聚了中医医史、文献、理论、临床研究的专门人才，培育了一支专业化的学术队伍。

在此衷心感谢中国中医科学院及其所属中医基础理论研究所、中医药信息研究所、研究生院，以及北京中医药大学、陕西中医药大学、山东中医药大学、云南中医药大学、安徽中医药大学、辽宁中医药大学、浙江中医药大学、成都中医药大学、湖南中医药大学、长春中医药大学、黑龙江中医药大学、南京中医药大学、河北中医学院、贵州中医药大学、中日友好医院等16家科研、教学和医疗单位对此项工作的大力支持！衷心感谢中国中医科学院余瀛鳌研究员、姚乃礼主任医师、曹洪欣教授与北京中医药大学严季澜教授在项目实施和本丛书出版过程中给予的悉心指导与支持！衷心感谢中国中医药出版社有关领导及华中健编辑、芮立新编辑、伊丽萦编辑、鄢洁编辑及丛书编校人员的辛勤付出！

在本丛书即将付梓之际，全体作者感慨万千！希望广大读者透过本丛书，能够概要纵览中医药学术发展之历史脉络，撷取中医理论之精华，承绪千载临床之经验，为中医药学术的振兴和人类卫生保健事业做出应有的贡献！

由于种种原因，书中难免有疏漏之处，敬请读者不吝批评指正，以促进本丛书的不断修订和完善，共同推进中医历代名家学术的继承与发扬！

《中医历代名家学术研究丛书》编委会

2021年3月

一、本套丛书选取的医家，为历代具有代表性或特色思想与临床经验者，包括汉代至晋唐医家6名，宋金元医家19名，明代医家24名，清代医家46名，民国医家7名，总计102名。每位医家独立成册，旨在对医家学术思想与诊疗经验等内容进行较为详尽的总结阐发，并进行精要论述。

二、丛书的编写，本着历史、文献、理论研究有机结合的原则，全面解读、系统梳理和深入研究医家原著，适当参考古今有关该医家的各类文献资料，对医家学术思想和诊疗经验加以发掘、梳理、提炼、升华、概括，将其中具有理论意义、实践价值的独特内容阐发出来。

三、丛书在总体框架上，要求结构合理、层次清晰；在内容阐述上，要求概念正确，表述规范，持论公允，论证充分，观点明确，言之有据；在分册体量上，鉴于每个医家的具体情况不同，总体要求控制在10万～20万字。

四、丛书的每一分册的正文结构，分为“生平概述”“著作简介”“学术思想”“临证经验”与“后世影响”五个独立的内容范畴。各分册将拟论述的内容按照逻辑与次序，分门别类地纳入以上五个内容范畴之中。

五、“生平概述”部分，主要包括医家姓名字号、生卒年代、籍贯等基本信息，时代背景、从医经历以及相关问题的考辨等。

六、“著作简介”部分，逐一介绍医家的著作名称（包括现存、已经亡佚又经后人辑复的著作）、卷数、成书年代、主要内容、学术价值等。

七、“学术思想”部分，分为“学术渊源”与“学术特色”两部分进行论述。前者重在阐述医家之家传、师承、私淑（中医经典或前代医家思想对其影响）关系，重点发掘医家学术思想的历史传承与学术渊源；后者主要从独特学术见解、学术成就、学术特点等方面，总结医家的主要学术思想特色。

八、“临证经验”部分，重点考察和论述医家学术著作中的医案、医论、医话，并有选择地收集历代杂文笔记、地方志等材料，从中提炼整理医家临床诊疗的思路与特色，发掘、总结其独到的诊治方法。此外，还根据医家不同情况，以适当方式选录部分反映医家学术思想与临证特色的医案。

九、“后世影响”部分，主要包括“学术影响与历代评价”“学派传承（学术传承）”“后世发挥”和“国外流传”等内容。其中，对医家的总体评价，重视和体现学术界共识和主流观点，在此基础上，有理有据地阐明新见解。

十、附以“参考文献”，标示引用著作名称及版本。同时，分册编写过程中涉及的期刊与学位论文，以及未经引用但能体现一定研究水准的期刊与学位论文也一并列出，以充分体现对该医家研究的整体状况。

十一、附以丛书全部医家名录，依照时间先后排列，以便查验。

十二、丛书正文标点符号使用，依据中华人民共和国国家标准《标点符号用法》（GB/T 15834—2011）。医家原书中出现的俗字、异体字等一律改为简化正体字，个别不能对应简化字的繁体字酌予保留。

《中医历代名家学术研究丛书》编委会

2021年3月

内容提要

柳宝诒，字谷孙，号冠群，人称“冠先生”，又号惜余主人；生于清道光二十二年（1842），卒于清光绪二十七年（1901）；江苏江阴人；清末名医，温病学家，江阴“致和堂”药店创始人；著有《柳选四家医案》《温热逢源》《素问说意》《惜余医案》《惜余医话》《柳致和堂丸散膏丹释义》等。柳宝诒毕生致力于“伏气发温”研究，提出“伏气温病”为正虚邪伏少阴，伏寒化温，随经而发；首创“助阴托邪”法；临证用药考究，注重药物炮制及多种剂型的联合使用，尤其善用膏方。柳宝诒为晚清“龙砂医学”的再次振兴和薪火相承，起到了举足轻重的作用。本书内容包括柳宝诒的生平概述、著作简介、学术思想、临证经验、后世影响等。

编写说明

柳宝诒，字谷孙，号冠群，人称“冠先生”，又号惜余主人；生于清道光二十二年（1842），卒于清光绪二十七年（1901）；江苏江阴人；清末名医，温病学家，江阴“致和堂”药店创始人；著有《柳选四家医案》《温热逢源》《素问说意》《惜余医案》《惜余医话》《柳致和堂丸散膏丹释义》等。柳宝诒毕生致力于“伏气发温”研究，提出“伏气温病”为正虚邪伏少阴，伏寒化温，随经而发；首创“助阴托邪”法；临证用药考究，注重药物炮制及多种剂型的联合使用，尤其善用膏方。柳宝诒为晚清“龙砂医学”的再次振兴和薪火相承，起到了举足轻重的作用。

关于柳宝诒的学术研讨论文，笔者以“柳宝诒”“伏邪”“温病”为关键词，在中国知网（CNKI）、维普、万方等数据库，检索到1980年1月至2019年12月公开发表的期刊论文87篇，会议论文4篇，学位论文12篇。内容涉及对柳宝诒的生平、代表著作、学术思想、临证经验，以及“龙砂医学”、温病学派等相关问题的探讨与研究。此外，经中国国家数字图书馆、读秀检索，并参考《新中国六十年中医图书总目》，相关著作共有10部。著作内容大致可以概括为两类：一类是基于《温热逢源》，阐述柳宝诒关于“伏气温病”的主要学术思想；另一类是根据《柳宝诒医案》，分析和总结柳宝诒的临床诊疗特色。目前，尚未见到系统整理研究柳宝诒学术思想和临证经验的专著。

1959年1月和1965年3月，人民卫生出版社先后出版了柳宝诒的代表著作《温热逢源》，以及上海名医张耀卿整理的《柳宝诒医案》。这两部著作的出版，为整理研究柳宝诒的学术思想、临证经验和用药特色，提供了重要的依据。此外，2012 年 11 月，国家中医药管理局将“龙砂医学”流派传承，列入全国首批中医学术流派传承工作室建设规划。其后，此工作室开展了一系列重要工作。

本次整理研究，笔者主要开展了以下几个方面的工作：

一、深入研读柳宝诒的医学著作，以及关于柳宝诒学术思想和临证经验研究的各类文献；分析和把握研究现状，发现需要深入整理、研究和阐明的问题。

二、对《温热逢源》和《柳选四家医案》的内容，加以必要的梳理和深入的分析；进而比较系统地阐述和总结柳宝诒的学术渊源和学术特色。其中，重在探讨其在伏气温病方面的学术思想，阐明其具有创新性的理论见解。

三、根据《柳宝诒医案》《惜余医案》《柳致和堂丸散膏丹释义》有关临床诊治的内容，分析柳宝诒诊治温病、内伤杂病、九窍病、妇人病、小儿病的规律和法则；发掘其辨证、治疗和用药的特色。

四、选择《柳宝诒医案》中记载的各门类疾病的典型病案，以按语形式加以简要分析，阐明其学术思想的具体应用和临床诊疗特点。

五、通过查阅柳宝诒同时代及后世医家的著作，参考温病学派以及“龙砂医学”流派的相关文献，梳理其学术思想形成的时代背景、学派传承与演进的脉络；从历代评价、学术传承、后世发挥三方面，分析柳宝诒之学术对后世的影响。

本次整理研究依据的柳宝诒著作版本：《温热逢源》，人民卫生出版社，1984 年第 1 版。《三三医书》，中国中医药出版社，2019 年第 1 版。《柳选四家医案》，中国中医药出版社，2008 年第 3 版。《柳宝诒医案》，人民卫生出版社，1965 年第 1 版，张耀卿整理。《中国古籍医案辑成温病学派医案（六）——柳宝诒》，中国中医药出版社，2015 年第 1 版，李成文整理。《惜余医案》，中国中医药出版社，2019 年第 1 版，陈局伟校注。《柳致和堂丸散膏丹释义》，中国医药科技出版社，2019 年第 1 版，陈局伟校注。

衷心感谢参考文献的作者以及支持本项研究的各位同仁！

辽宁中医药大学　依秋霞

2020 年 5 月

目录

柳宝诒

生平概述

柳宝诒，字谷孙，号冠群，人称“冠先生”，又号惜余主人；生于清道光二十二年（1842），卒于清光绪二十七年（1901）；江苏江阴人；清末名医，温病学家，江阴“致和堂”药店创始人；著有《柳选四家医案》《温热逢源》《素问说意》《惜余医案》《惜余医话》《柳致和堂丸散膏丹释义》等。柳宝诒毕生致力于“伏气发温”研究，提出“伏气”温病为正虚“邪伏少阴”，“伏寒”化温，随经而发，首创“助阴托邪”法；临证用药考究，注重药物炮制及多种剂型的联合使用，尤其善用膏方。柳宝诒为晚清龙砂医学的再次崛起和薪火相承，起到了举足轻重的作用。

一、时代背景

（一）学术背景

柳宝诒生于清道光二十二年（1842），卒于清光绪二十七年（1901），此时正值清朝末期。中医学传统的理论和实践，经过长期的学术积淀和历史检验，到清代已臻于完善和成熟；特别是到了晚清时期，更是达到了鼎盛阶段。

1. 清代中医学术的发展

清代文化的突出特征之一，是朴学（考据学）的兴起。其影响遍及清代学术的各个方面，医学也不例外。江浙地区是考据学发展的中心地带，明末清初的考据学启蒙者顾炎武、王夫之、黄宗羲等，即出生和生活在江浙地区。乾嘉时期考据学的主要学派（吴派和皖派）的多数学者，也是江浙人士。这些学者在此讲学、著述，传播学术思想，使得江浙地区成为清代考据学发展的中心地带，亦是考据学学术氛围最为浓厚的区域。这给江浙医家治学与实践提供了很好的基础。

由于朴学考据之风的影响，在中医学术的传承中，更加重视古典医学文献的整理和校订。同时，伴随着中医学术的全面发展，对中医理论的深入探索、系统整理、总结完善，也有多方面的进展和成就。清代有诸多医家，非常注重对中医经典著作的注释和阐发，且在多方面有卓越的思想建树，可谓灿若星辰，昭示后学。主要体现在对《黄帝内经》《伤寒论》《金匮要略》，以及本草类书籍的勘误和校正。晚清时期，则更加注重对经典著作的阐释和发挥，尤其是对中医理论的集成和发扬；综合性医书以及官修百科全书的问世，对于中医经典理论的继承和创新，具有促进作用。

2. 疫病流行及温病学的兴起

明清时期，由于城市规模的发展和人口的集中，加之战乱频发，因而导致瘟疫流行，尤其是江浙一带疫情甚为严重。据史料记载，明代276年间大疫流行64次，清代266年间大疫流行74次。如明永乐六年（1408），江西建昌，浙江杭州，福建建宁、绍武等地，死者达到七万八千余人。由于照搬传统的治伤寒方法治疗新发瘟疫未取得理想效果，当时的医家对此类疾病进行新的探索和研究。因而，新的理论和方法不断涌现，由此逐渐形成了温病学派。

温病学派是中国明代末年以后，在南方逐渐兴起的，以研究外感温热病为中心的一个学术派别。但是，中医对于温热类外感病的研究，早在春秋战国时期就已经始见端倪。"温病"一词，最早见于《黄帝内经》。如《素问·六元正纪大论》言："民疠温病。"《素问·生气通天论》言："冬伤于寒，春必温病。"《素问·金匮真言论》言："夫精者，身之本也。故藏于精者，春不病温。"在《难经》和《伤寒论》中，也有关于温病的记载。如《难经·五十八难》云："伤寒有五，有中风，有伤寒，有湿温，有热病，有温病。"《伤寒论·辨太阳病脉证并治上》云:"太阳病，发热而渴，不恶寒者，为温病。"之后，晋代的王叔和、葛洪，隋代的巢元方，唐代的孙思邈，宋代的庞安时、朱肱、郭雍等，从不同方面各有发挥。金元时期，刘完素根据《素问·热论》，提出六气皆从火化的病机学说，以及辛凉甘寒解表的治疗原则，标志着外感温热病的治疗在理法方药诸方面开始自成体系，温热学说初具规模，出现了"热病用河间"的说法。其后，元明之际的王履，在《医经溯洄集》中进一步强调伤寒、温病不可同治。明·汪机在《石山医案》中，提出新感温病的概念。明·缪希雍在《先醒斋医学广笔记》里，指出温疫邪气侵犯人体"必从口鼻"而入。由上可见，明代以前，已为温病学派的形成奠定了基础。

温病学派的形成与成熟是在明清时期，温病学也是这一时期中医学术创新的突出特征之一。在这一时期，涌现了多部温病学专著。据《中国中医古籍总目》记载，自明·吴又可著《温疫论》之后，关于四时温病和瘟疫的专著，在清代多达近200部。代表性的著作，如吴中叶天士的《温热论》，主张以卫气营血为纲辨治温病。书中指出"温邪上受，首先犯肺，逆传心包。肺主气属卫，心主血属营"；又言"卫之后方言气，营之后方言血"；治疗上"在卫汗之可也，到气才宜清气，乍入营分，犹可透热转气分而解……至于入血，则恐耗血动血，直须凉血散血"。这些认识，使温热病形成了相对独立而系统的辨治体系。与叶天士同时期的薛雪，著《湿热条辨》，弥补了吴又可略论湿热病之不足。其后，淮阴吴鞠通又著《温病条辨》，强调以上中下三焦为纲统论温热和湿热；并总结叶天士等前人的治疗经验，提出清络、清营、清宫、育阴等治疗原则，并创制了桑菊饮、银翘散等治疗温病的著名方剂，同时充实了温病清热养阴的治疗大法。至此，温病的辨治理论日臻成熟，温病学派逐渐发展到鼎盛时期。无论是总体上的理论阐述，抑或具体诊治方法，都已有了完备的体系。

清代致力于温病诊治乃至研究的学者，大多生活在江浙地区，尤以江苏为最。如吴又可、叶天士、薛雪、吴鞠通、王孟英等温病学家，皆出于此地。还有周禹载、戴天章、邵登瀛、缪遵义、吴金寿、周魁、石寿棠、汝锡畴、柳宝诒等医家，都是江苏人。由此可见，温热学派的形成和成熟，与一定的社会背景及地域因素密切相关。到了晚清时期，朝廷政治腐朽，内忧外患，一部分有志之士秉承“不为良相，便为名医”的观念，投身到悬壶济世的医学当中。柳宝诒就是在上述特定时代和环境里逐步成长起来的一名温病学家。

（二）地域背景

柳宝诒生活在江苏省江阴县（今江苏省江阴市）。江阴位于长江三角洲，是一座历史悠久的江南滨江古城。江阴早在青铜器时代，已成为“长江下游第一城”，有文字记载的历史2500多年。在拥有深厚底蕴的江阴，也孕育着中医传统文化和学术流派，其中最为典型者是发源于江阴龙山和砂山的“龙砂医学”流派。

“龙砂医学”，以江阴龙山、砂山地区为源头，由元代著名学者陆文圭奠定其文化基础。陆文圭精通经史百家，以及天文、地理、律例、历史、医药、算数等学问。《元史》评价其为学术界的“东南宗师”。宋亡以后，陆文圭在江阴城东龙山脚下的华士镇，专心致力于文化教育事业50余年，中医学也在其内，并且培养了一大批医学人才，为江阴地区的文化以及医学流派的形成和发展，奠定了重要的基础。陆文圭是江阴有史记载的第一位医学家，被尊为江阴中医鼻祖。自陆文圭开启近世江阴文化的源头和传承以来，江阴即人文荟萃，历朝历代名医辈出，从儒通医者亦不乏其人。据《江阴县志》记载，自元至清，江阴地区钟灵毓秀，名医辈出。如元代名医“吕逸人善医，施药济人”。吕氏后人吕夔，字大章，本姓承，依舅氏改姓吕。原本为儒后从医，“一时神效，呼为吕仙”。据《江阴县志》记载:“吴中大疫,(吕夔)裹药囊,日治百家,全活无算……嘉靖时,隶籍太医院,著有《运气发挥》《经络详据》《脉理明辨》《治法捷要》等书……”其子吕讲、吕读“医名俱如其父”。吕读之子吕应钟,任太医院吏目,“传禁方而变通之,能望气决人生死,或谈笑间疗人痼疾”,著有《葆元行览》《世效单方》。此外,地方名医林惰,号为“中芦先生”,学术上遵崇《丹溪心法》,据载其“治多奇效”。世医七代的名医缪坤,“自察脉审方外,端居诵读,不接尘世”,著有《方脉统宗》。又,庄履严著有《医理发微》。

时至清代,《江阴县志》所载名医更是层出不穷。如程邦连,精研朱丹溪著述,“决死生,百不一爽”。叶时隆,自明初即以喉科传家。还有戚赞、王百朋、祝道行、钱洼、王文焕、司马鸿、姜礼、苏廷荫、姜健、赵涧章、张廷燮、吴景范、费椿龄、吴士瑛等,皆以医名。其中,对江阴地区医学发展具有重要历史意义的是姜礼、姜健、姜大镛等祖孙数代。据顾植山介绍,清代初期,龙砂地区的医家以姜氏为最,历200余年,传家学九世,“名噪大江南北,数百里间求治者踵相接”。据《风劳臌膈四大证治》“瞿简庄序”所述,姜健曾游至苏州与叶天士同时应诊,凡有叶天士弃诊者转至姜健处,其多可治愈。叶天士叹为观止,曾亲赴江阴华士拜谒姜健,并邀其出山,后被婉拒。可见,姜健医名之显著。

清代乾嘉时期,江阴龙砂地区已是医家荟萃,形成了名医群体,影响远远超过了江阴的周边地区,且不断发展,逐渐形成了在苏南地区有较大影响的医学学术流派——“龙砂医学”流派。清代乾隆年间,以叶德培、姜学山、王忠岳等为代表的“龙砂八家”闻名天下。“龙砂医学”流派,延绵数百年且医家众多,虽然学术风格不尽一致,但皆重视和善于运用《黄帝内经》的运气学说,指导临床诊治;重视《伤寒论》中经典方剂的临床运用和发挥;基于肾命理论,运用膏方养生治未病。依据《黄帝内经》《伤寒论》,研究温病的病机与治则,阐发独到见解并有所创新。重视教学和传承是“龙砂医学”流派的特色所在。

清代中晚期至民国时期，随着锡澄地区（无锡和江阴一带）经济文化的繁荣和发展，“龙砂医学”流派再次振兴，涌现出一大批新的优秀医家，柳宝诒就是其中的代表人物。柳宝诒自幼生活在有着浓厚医学传统的江阴，耳濡目染，继承“龙砂医学”流派传统，重视对《黄帝内经》《伤寒论》的钻研，著有《素问说意》和《温热逢源》等。柳宝诒继承先贤温病之学，结合自身临证经验，阐发独到见解，从六经研究温病，强调“伤寒温热，为病不同，而六经之见证则同；用药不同，而六经之立法相同。治温病者，乌可舍六经而不讲哉”（《温热逢源·卷上》）。柳宝诒提出伏气温病“邪伏少阴”之说，认为温疫病因乃寒郁热化，所受之寒，无不伏于少阴，为温病学说的理论发展添上绚烂的一笔。

二、生平纪略

（一）勤学奋进的幼年生活

1842 年，在中国历史上是一个不同寻常的年份。中国历史从古亘今，似乎在此出现了一个拐点，预示着中华民族深重的百年屈辱已由此开始。对于一个孩童来讲，这些可能只有经过世事的历练后，才会有刻骨铭心的体会。

柳宝诒，祖籍浙江宁波，其先人于清道光年间迁居于江阴周庄。柳宝诒生于清道光二十二年（1842），这一年的出生预示着他的幼年生活同样是不幸的。周岁丧父，十岁亡母，由祖母含辛茹苦抚养成人。柳宝诒不仅天资聪颖，而且用功勤读，常常手不释卷；年岁稍长即博览全书，虽以儒家经典为主，亦旁及历代医学著作。这也为其后来弃儒从医，奠定了扎实的医学基础。

（二）科举路上的窘迫人生

清同治四年（1865），柳宝诒迎来了人生的一次重要考试。这一年，在江阴参加的院试中，柳宝诒考中秀才。这对于寒门学子来说，意味着终于获得进身之阶，成为“士”的一员，这是一份足以光耀门楣的荣耀。可是，他后来的科举之路，并不是一帆风顺，毕竟皓首穷经，又有几人能够蟾宫折桂？像无数科举之路上穷困与蹇迫的士子一样，柳宝诒在接下来二十年的时间里，经历了一次次科举考试的失败。今人怕是很难体会这其中的煎熬、痛苦与彷徨了。

清光绪十一年（1885），柳宝诒终于迎来了人生中的又一次契机。这一年，他以“优贡”被选入京。根据清制，每三年由各省学政从儒学生员中考选一次，每省不过数名。本着宁缺毋滥的原则，所选者必须有识见，才干品行优裕。优贡经廷试后，可按知县、教职分别任用。实际上，所授予的多是教职类低级官职。不过，这条由进学、补廪、出贡而就教职的仕进之路，无疑为柳宝诒开启了一扇通往仕途的大门。通过由光绪帝亲发策问在殿廷上举行的考试后，柳宝诒试用正红旗官学教习，钦加五品衔。此时，他已经四十四岁，已过不惑之年。但或许这对柳宝诒二十年艰辛的科举之路仍有所慰藉。

（三）行走京城的官宦生涯

山雨欲来风满楼，大清帝国内忧外患、风雨飘摇的形势，朝中党争的此消彼长，大小官吏的昏聩腐朽，民间百姓的水深火热……所有这些，柳宝诒耳闻目睹，不会不心有所触，他一定会敏锐地感知到时局的艰难与多变。

作为一名深受传统文化浸淫的底层官僚，柳宝诒自然时刻牵系着时局与国运，但是他所能施展抱负的空间、舞台毕竟是有限的。况且，天下大事自有朝中位居庙堂之高的衮衮诸公操劳决断，又岂容他置喙？或许，沉默寡言，泯然众人，不失为一个全身远害的良策。

因此，柳宝诒在教习之余，选择了潜心研究医学，作为安身立命之道。这样，生命便有了寄托。那些年少时熟读的医书重新走进他的生命，并将与他今后的人生追求紧紧维系在一起。闲暇时，或访求名医，或精研医书，柳宝诒不亦乐乎。很快，他在温热病治疗方面就颇有心得。每当士大夫有病求治，往往妙手成春，常收神效，由此在京城名噪一时。

对于柳宝诒而言，遭逢乱世，大半生困于科举仕途，再经过这几年的京城官宦生涯，想必更加看清了朝廷的腐败，厌倦了宦海沉浮。是去是留？柳宝诒在无数个不眠之夜之后，终于做出抉择，辞官回到故里，沉潜于岐黄之学。后来的一切证明，这番选择为他开启了全新的生活，也让他在生命中的最后十余年闪耀出耀眼的光芒。

（四）惜余小舍的最后时光

柳宝诒起居于江阴周庄南街敦伦堂，今天仍存有遗迹。而惜余小舍，其实就是厅前左侧，一间十五平方米左右的斗室，兼作书斋与医室。其名由来于古人的“三余读书”之说。“三余”即“冬者岁之余，夜者日之余，阴雨者时之余也”（《三国志·魏志·王肃传》）。后以“三余”泛指空闲时间。柳宝诒奉行古人“三余”读书之说，其终日繁忙，唯此“三余”之时，可供研读，故当珍惜，遂将自己的书屋命名为“惜余小舍”，而自名为“惜余主人”。柳宝诒以此而自勉珍惜时间。虽然惜取的是时间，但从中可见一种严谨、自律的人生态度。正是在此斗室里，柳宝诒白天忙于号脉诊疾，教授门徒；夜间勤于批注医案，著书立说。

柳宝诒医德高尚，对患者无论贫穷富贵，一视同仁。其诊病从不开价，只在医馆门口放置一小木桶，病人随意将诊金投入木桶即可，柳宝诒也从不过问，一心专注于为病人诊治。如有病人因故无法亲自来看病，可通过书信详述病情。柳宝诒根据病情认真研究后，拟方回函。柳宝诒医术高超，曾为协办大学士、户部尚书翁同龢的母亲诊病，翁同龢曾亲笔书写对联一副相赠（此联在“文革”中被烧毁），以表谢意。

另外，少有医家考虑到临床、医理、药理之间紧密联系的重要性，以及药物炮制的重要性。但是，柳宝诒对此非常重视，尤其是对药物的炮制更是严谨细致，故其治病取得的效果也不同凡响。柳宝诒有感于当时乡间药物的质量低劣且炮制亦不守法度之乱象，于清光绪十六年（1890），在周庄镇东街自设药店，名为“柳致和堂”。清光绪二十年（1894），又在江阴城东大街开设“柳致和堂”分店。药店的命名，柳宝诒是从医道着想，其亲撰的《致和堂跋》中说道：“万物所藉以生养者，太和元气也。天时人事，或失其和，则病矣。医药者，将以调其不和者，俾得致其和也。导其惟药之功，违其和即药之过。然则选药之精，制药之宜，所以呈致和之功能者，将于是乎在，而谓可鲁莽从事哉？颜其额曰致和，借以自勖，并以勉诸同志云。”所以将店号取名“致和”。致和者，致力于医，饮之太和也。柳宝诒存心济世，普救病患，积毕生之经验，丸散膏丹，按症试服，奏效如神。为方便百姓购药，柳宝诒特将“柳致和堂”所备丸散膏丹分门列目，对各方的中药炮制、配伍、治病之理等进行评释，汇编成《柳致和堂丸散膏丹释义》一册，于清光绪二十五年（1899）木刻印行，扉页由晚清大文学家俞樾亲笔题字。

由于柳宝诒医术高明，济世有方，“柳致和堂”盛极一时，在中医药界，有“南有庆余堂，北有同仁堂，中有致和堂”之誉。“柳致和堂”因其中药材道地，质量上把关严格，药师审方细致严谨，服务态度和蔼，为江阴及周边城市市民所称道。“柳致和堂”著名的秘制柳宝诒圣济大活络丹、人参再造丸、保赤金丹等，尤有特殊之功效，远近采购，闻名遐迩。“柳致和堂”的滋补药酒——五加皮酒、玫瑰酒，曾于1915年获“巴拿马万国博览会”银奖。

如今，“柳致和堂”依然屹立于江阴市繁华的街头，已有百年历史，也成为百年老字号。伫立在“柳致和堂”前的柳宝诒铜像，目光深邃沉着，注视着街头上往来不息的人们，好像若有所思。

柳宝诒在行医之外，还乐于济人，在乡里设文社，组织乡里子弟学习文化，费用则全部由自己承担。凡此种种，无不让乡人感念敬佩。柳宝诒医德医风医术俱佳，行医十余载，活人无算，闻名江浙。从其学医者，有常熟金兰升等近十人，其后皆为一方妙手。《江阴县志》称其“为人和厚好学，能文工书，尤长于医，苏常一带，妇孺皆知”。

柳宝诒原为儒家，善诗文书法，曾在周庄创办宗言文社，和读书人相习相吟。不过，柳宝诒之诗，所见者稀。在《寿吴翊之九十》中，其诗云：“堂开百秩献桃尊，瑞霭和光萃德门。慧晓文侯多俊誉，高阳才子属龙孙。一门洋溢推刘豹，五叶祥符祝谢鲲。忝附茑萝居子姓，愿随兰桂拜云根。共制霞觞祝大椿，德门庆溢语才真。欧阳诗颂毕光禄，东观恩颁庐舍人。白笏绯衫朱杖履，金牙铁齿玉精神。君家自有长生术，吴宝商山不坏身。”其书法遒劲润朗，其行书学文徵明、董其昌，其草书与当时的同乡苏嘏、孟起凤齐名。柳宝诒开出的医方，虽寸笺片纸，也常为当时的书法爱好者所珍藏。

柳宝诒在生命中的最后几年，潜心著述，根据自己的临床经验和研究所得，著有《惜余小舍医学丛书》，共计十二种，刊刻印行。其中，他在《温热逢源》中通过注释经文，商兑诸家，以伏气发温为重点，探微抉隐，质疑问难，阐述了自己独特的学术见解，这为后世外感热病的治疗产生了深远的影响。

柳宝诒由儒入医，用仁厚、博学、严谨，展现出一代儒医的风范与品行。

清光绪二十七年（1901），柳宝诒去世，享年59岁。

柳宝诒年谱

清道光二十二年（1842）柳宝诒出生。

清同治四年（1865）考中秀才。

清光绪十一年（1885）以优贡生入京，考取知县。

清光绪十二年（1886）任八旗官学教习，兼悬壶于京师。

清光绪十六年（1890）创办“柳致和堂”。

清光绪二十年（1894）开设“柳致和堂”分店。

清光绪二十五年（1899）著《柳致和堂丸散膏丹释义》。

清光绪二十六年（1900）著《温热逢源》《柳选四家医案》。

清光绪二十七年（1901）柳宝诒去世，享年59岁。

柳宝诒

著作简介

柳宝诒医术精湛，理论造诣颇高，撰辑著作众多。其书详略得当，辨证之法既沿袭前人，又有自己的独特之处。据《中国医籍大辞典》记载，现存柳宝诒亲撰的医书，主要有《温热逢源》《素问说意》《惜余医案》《惜余小舍医案》《仁术志》等；基于前人著作编辑成书者，有《评选环溪草堂医案》（王旭高医案）、《柳选尤怡医案》（尤在泾医案）、《柳选四家医案》（尤在泾、曹仁伯、王旭高、张仲华医案）等。据《中医历代名家学术研究集成》一书记载，除上述著作之外，柳宝诒尚著有《柳冠群医案》（上、下）、《惜余医话》、《素问释意》及《柳致和堂丸散膏丹释义》等，分别为江阴当地中医收藏;《疟痢逢源》一书，在抗战中亡佚。柳宝诒在书中，点评各家之作，抒己独特心得，其法于理，其辨于医，点评内容简短精炼，对各家论述褒贬得当。兹就其现存著作简要介绍如下。

一、《温热逢源》

《温热逢源》，分为上、中、下三卷，成书于清光绪二十六年（1900）。此书从六经探讨伏气温病，取法张仲景，博引诸说，揭示伏气温病的辨证与传变特点，并结合亲身实践，创“助阴托邪”法则，对温病学说有所发挥。

上卷：详注《黄帝内经》《难经》及《伤寒论》中伏气温病各条，并附注《伤寒论》中暴感暑热、兼感湿温各条；参引各家学说的同时，阐发己见，加以批注。内容包括：详注《灵枢》《素问》伏气化温诸条；详注《难经》伏气发温诸条；详注仲景伏气化温证治各条；附注仲景暴感暑热证治各条；附注仲景兼感湿温证治各条。

中卷：辨正《温热暑疫全书》《伏邪篇》《伤寒绪论》《温疫论》有关温热病的一些条文，并提出中肯的看法，指出不够严谨之处。同时，对各家所长加以肯定。内容包括：辨正周禹载温热暑疫各条；辨正蒋问斋《医略》伏邪篇；辨正张石顽《伤寒绪论》温热各条；辨正吴又可《温疫论》各条。

下卷：重点论述伏气温病，针对其发病原因、病变过程和治疗原则等，颇多个人发挥，共计十六篇。内容包括：论温病与伤寒病情不同治法各异；论伏气发温与暴感风温病原不同治法各异；论伏邪外发须辨六经形证；论温病初发脉象舌苔本无一定；伏温从少阴初发证治；伏温由少阴外达三阳证治；伏温热结胃腑证治；伏温上灼肺金发喘逆咯血咳脓证治；伏温内燔营血发吐衄便红等证治；伏温外窜血络发斑疹喉痧等证治；伏温化热郁于少阴不达于阳；伏温化热内陷手足厥阴发痉厥昏蒙等证；伏温夹湿内陷太阴发黄疸肿胀泄利等证；伏温阴阳淆乱见证错杂；伏温外夹风寒暑湿各新邪为病；伏温兼夹气郁痰饮食积瘀血以及胎产经带诸宿病。

据裘吉生所撰《珍本医书提要》说："《温热逢源》三卷，原稿系清季澄江柳宝诒先生未曾刊行之遗著，市上流行《柳选四家医案》即先生已刊之作。读其书者，咸知先生于温热证有独到之见地。裘君吉生于数年前，用自印书籍向无锡承梦琴君交换得之，又经无锡周小农君精校一次。书内论辨多有发人所未发，不特为搜求柳宝诒遗书者，所欲先睹，即研究温热者，亦必欢迎；盖数年来怂恿付印者邮书不绝。"由此得知，该书原为柳宝诒手稿或承梦琴抄本，复由近代名医无锡周小农精校，由裘吉生收编于《三三医书》，于 1924 年刊行于世。1949 年后有排印本。

二、《柳选四家医案》

《柳选四家医案》分为四个部分，共八卷。包括：尤在泾的《静香楼医案》二卷，曹仁伯《继志堂医案》二卷，王旭高《环溪草堂医案》三卷，张仲华《爱庐医案》一卷。《柳选四家医案》，涉及内、外、妇、儿各科。每部分选录一名医家的医案，柳宝诒先对其医书进行总的介绍，再对每个医案进行评述。柳宝诒对各家医案，均加以校正、修订或点评。亦即，指其不足之处补之，究其有误之处改之，评其独特之处赞美之。所论简明中肯，有临床参考价值。内容结构如下：

第一部分，为《评选静香楼医案》（清·尤在泾）二卷，三十二门，共207案。《静香楼医案》，原系抄本，附刻于《医学读书记》后，仅有三十余条。柳宝诒又从后人抄藏本中"选精粹者"，充实到本书中。所载医案，以内科杂病为主，兼有伏气、外感、外疡、妇人等门类验案。尤在泾善用经方，化裁灵活，颇可师法。惟所载部分医案过于简要，故附加按语阐明旨意。柳宝诒盛赞尤在泾为"辉映后先，于医道中可谓能树一帜者"。

第二部分，为《评选继志堂医案》（清·曹仁伯）二卷，二十三门，共载有153案。此医案，是柳宝诒从曹仁伯学生所录存医案中，"删其繁乱，撷其精粹"而成，是曹仁伯医案《过庭录存》《延陵弟子纪要》之外的另一种刊本。此医案主要涉及内科疾病，上卷分为九门，下卷分为十四门，总计二十三门，每案脉证理法方药汇录较全，柳宝诒只是间或赘以评语，以阐明曹仁伯用意之所在。曹仁伯擅长治疗内科疑难杂症，其曰："每遇病机丛杂……必细意研求……"又曰："思之思之，鬼神通之，苦心所到，必有一恰合之方，投之而辄效者。"柳宝诒赞曰："先生居心之笃厚，与艺事之精能，盖皆即是而可见矣。"

第三部分，为《评选环溪草堂医案》（清・王旭高），三卷，三十五门，共255案。此医案，是柳宝诒以王旭高学生的多种抄本、顾莲卿本及方耕霞刊本，选辑而成，以内科杂病为主，皆为未刊行之医案。

第四部分，为《爱庐医案二十四则》（清・张仲华），一卷，十八门，24案。此医案是柳宝诒从张仲华的《爱庐方案》抄本中，选录24案并加按语，编入《柳选四家医案》中，改名《爱庐医案》。张仲华治病用药，思路深细，遣药精到，颇能独开生面，发人所未发，殊为难能。唯刻意争奇，议论有过于艰深者，立方有流于纤巧者，柳宝诒深戒之曰："方药之道，动关性命，非如词章曲艺，可以随人好恶，各自成家，是必博稽精采，慎所从违，庶几可法可师，不致贻误来学。"（《柳选四家医案・爱庐医案》）为真切之论。

《柳选四家医案》是柳宝诒晚年的医案研究著作。成书于清光绪二十六年（1900）。一年后，柳宝诒去世。此书由"及门诸子参校"，翁同龢作序，门人金兰生、王吉臣、柳颂馀三人共同出资出版。于1904年刊惜余小舍刻本，是现存最早刊本。此后，1957年上海卫生出版社铅印本发行。

三、《柳宝诒医案》

《柳宝诒医案》，全书分为六卷，三十七门，六百余则医案，包括温热病、杂病、妇儿病；详细记载了病人初诊、复诊时医家的辨证施治及立法处方经过，体现了柳宝诒丰富的临床经验和诊疗思路，可供后人学习和参考。各卷内容结构如下：

卷一分为五门，包括风温、伏温、湿温、伏暑、暑邪。卷二分为五门，包括疟疾、痢疾、黄疸、霍乱、呕哕。卷三分为九门，包括咳嗽、咳喘、咳血、痰饮、痰火、虚损、盗汗、内伤发热、痰核。卷四分为八门，包括类风、肝风、肝火、神志、遗精、淋浊、泄泻、便血（附：便闭）。卷五分为八门，包括肿胀、瘕癖、痿痹、脘腹痛、肢体痛、疝气、内痈、诸窍。卷六分为二门，为妇人、小儿。

本书是上海名医张耀卿，根据柳宝诒弟子所录柳宝诒医案《临证治验案》（门人方汝瞡少纯抄本）、《仁术志》（门人徐同学迪候录）及《惜余医案》（惜阴主人录），相互对照，删去重复，去其疑如，分门抄写，整理而成，于1965年，由人民卫生出版社出版。

四、《柳宝诒医论医案》

本书主要为编者从苏、锡、澄地区征集，有关柳宝诒医案抄本四种、医论十四篇；与1965年张耀卿编《柳宝诒医案》对勘后，集其未收者一百七十七例。其中以肝气门、鼓胀门、妇人门论述为多，对于全面了解柳宝诒学术思想具有一定学术价值。其中“肝病证治条例”，具有较高的理论创见。柳宝诒将肝病分虚实调治，提出治肝实七法和肝虚五法，论证详细，用药切实，可与王旭高“治肝三十法”相媲美。

《柳宝诒医论医案》的主要版本见江一平等辑校的《吴中珍本医籍四种》，由中国中医药出版社于1994年3月1版发行。

五、《柳致和堂丸散膏丹释义》

柳宝诒存心济世，普救病患，积毕生之经验，丸散膏丹，按症试服，奏效如神。为方便百姓购药，柳宝诒特将致和堂所备丸散膏丹分门列目，对各方的中药炮制、配伍、治病之理等进行评释，汇编成《柳致和堂丸散膏丹释义》一册。本书扉页由晚清大文学家俞樾亲笔题字，于清光绪二十五年（1899）孟春木刻刊行。

全书共计七卷，分补益门、内因门、外感门、妇女门、诸窍门、外伤折伤门，共载方一百七十五首。为了方便病人对证选药，书中将每方组成、主治、用法、用量，方中各药的炮制、作用及配伍意义，都进行了详细的解释。柳宝诒将很多方剂制成丸散剂，大大方便了病人服药。柳宝诒还自创了多种丸药、药物炮制方法。如柳氏加味左金丸、柳氏秘制半夏、柳氏秘制带下丸、柳氏秘制保赤金丹、秘制柳氏圣济大活络丹、人参再造丸等。全书体现了柳宝诒对药物炮制、使用的独特心得，临床治验及用药特色，大大丰富了今日中医自制方剂的种类，方便中医临床用药，并有助于提高中医药的临床疗效。

《柳致和堂丸散膏丹释义》成书于清光绪二十五年（1899）孟春，现存刻本藏于上海中医药大学图书馆。

六、《惜余小舍医案》

此书为门诊抄录医案，记录了疟疾、癥瘕、内风、咳嗽等多种杂病及伏气温病病例共八十五个，均为实录式医案。其病情记载真实，辨证明确，方药及其用法、用量、炮制方法记录翔实，方便后人研究和学习。

根据《中国中医古籍总目》记载，现存孤抄本《惜余小舍医案》藏于湖南中医药大学图书馆。

七、《惜余医案》

《惜余医案》为柳宝诒先生临证的医案实录，全书未经分门别类的系统整理，保持了较为原始的风貌。每案析理精当，理法方药完备，贯穿了柳宝诒的学术思想。

根据《中国中医古籍总录》记载，现存孤抄本《惜余医案》藏于苏州大学图书馆。张耀卿已将其收入于《柳宝诒医案》。

柳宝诒

学术思想

柳宝诒的学术思想，主要体现于《温热逢源》和《柳选四家医案》。柳宝诒所处时期，正是寒温之争和温病学说自成体系的时期。柳宝诒不持门户之见，敢于创新，提出有关伏气温病的独特见解；并对伏温的病因病机、发病特点、诊断及治疗做了系统论述。柳宝诒阐发经典理论，融汇各家之说，对后学多有启示。

一、学术渊源

柳宝诒本是儒家，六七岁时，即随当地缪镜千从举子业，“亲几席者有年”。从现有文献记载来看，柳宝诒并非家传中医，亦非师承于某位名师门下，而是一位自学成才的医家。柳宝诒自学成才的主要原因有二：其一，柳宝诒自幼勤奋苦读，博览群书，具有坚实的古文基础，使其能够深刻理解中医经典及各家学说的理论内涵；其二是天资聪慧，悟性很高。由于柳宝诒熟谙儒家经典，对儒学所秉承的宇宙观，有着深刻的理解和领悟，可以触类旁通，因而在医学领域有所建树。柳宝诒的医学成就，与其深厚的儒学素养和哲学智慧密切相关。从柳宝诒的现存著作中不难发现，其熟谙经典、博及各家的学术功底甚是深厚。笔者拟从其深厚的中医文化知识的沉淀，来阐述其学术思想的形成过程。

（一）溯源《黄帝内经》伏气温病之理论

《黄帝内经》是中医学理论体系形成的标志性经典著作。书中以阴阳、五行、精气神学说为代表的中医思维方式，以整体观为代表的理论体系特征，以藏象、经络为代表的理论体系核心内容，为后世中医学术的发展奠定了理论基础。因而，《黄帝内经》对柳宝诒学术思想的形成和创新，也起到了至关重要的作用。柳宝诒在钻研《黄帝内经》的基础上，著成《素问说意》《温热逢源》两书。其在《温热逢源》上篇，详注《灵枢》《素问》中的伏气化温论并有所发挥。

1. 伏气内发 随时而变

柳宝诒在《温热逢源》开篇，评注“冬伤于寒，春必病温”（《素问·生气通天论》)。这是关于温病伏邪病因的最早理论依据。另外，《灵枢·论疾诊尺》言：“冬伤于寒，春生瘅热。”《素问·金匮真言论》言：“藏于精者，春不病温。”这些《黄帝内经》原文中，都蕴含着伏气温病的思想，柳宝诒就是在这些温邪伏气内发思想的启发下，认为冬令受寒随时而发者为伤寒，郁久而发者为温病。就温病而言，亦有两证：其一，有随时感受之温邪，如叶天士、吴鞠通所论；有伏气内发之温邪，即如上所论《黄帝内经》之论。

《素问·热论》言：“今夫热病者，皆伤寒之类也……凡病伤寒而成温者，先夏至日者为病温，后夏至日者为病暑。暑当与汗皆出，勿止。”柳宝诒据此指出，《黄帝内经》中并未区分暑与热之不同，只认为暑是热之甚而已，另外强调“夏至日者为病温”，“夏至后为病暑”，认为伏气发温，随时而变；热势较轻者为温病，热势较重者为暑病；暑为温之变名，不可认为是另外一种邪气。另外，柳宝诒还指出，《黄帝内经》之所以分而论之，是因伏气发于夏至以后，其治法略有不同而已。

2. 伏气温病 邪留少阴

《素问·疟论》言：“温疟者，得之冬中于风寒，气藏于骨髓之中；至春则阳气大发，邪气不能自出，因遇大暑，脑髓烁，肌肉消，腠理发泄，或有所用力，邪气与汗皆出，此病藏于肾，其气先从内出之于外也。”此篇明确指出温疟病邪伏藏部位在肾，为后世论“邪伏少阴”之先河。“冬不藏精”之文，便已明显点出少阴为邪伏之处。柳宝诒结合《黄帝内经》中“冬伤于寒，春必病温”的理论，指出邪气内伏发温的产生在于冬不藏精，故易受寒，继而病温。由此推断说：“伏温之邪，冬时之寒邪也。其伤人也，本因肾气之虚，始得入而据之。”（《温热逢源·卷下·伏温化热郁于少阴不达于阳》）

对于发病的关键因素，柳宝诒着眼于“化温”二字立论。其引用《黄帝内经》“正邪之中人也微，先见于色，不知于身，若有若无，若亡若存，有形无形，莫知其情”（《灵枢·邪气脏腑病形》），“正邪者，身形若用力汗出，腠理开，逢虚风，其中人也微，故莫知其情，莫见其形”（《素问·八正神明论》）。进而指出，中邪微，人多不觉，乃能久伏；逢春时阳气风动，则寒邪化热而出；冬以寒为正邪，故中于人也令人不觉；寒邪郁而化温，病邪由里而发，自然与新感之病亦不相同。同时，柳宝诒并非局限于冬寒春发这一季节特性，认为“是伤寒不必专在于冬时，即三时感寒，亦能郁化为温也”，明确提出，“无论冬夏，凡有伏邪，均可发为温病也”（《温热逢源·卷上·详注灵枢素问伏气化温诸条》）。在《黄帝内经》基础上，柳宝诒结合临证经验，提出了独特的学术观点。

3. 伏气温病 脉证特殊

《灵枢·论疾诊尺》曰：“尺肤热甚，脉盛躁者，病温也；其脉盛而滑者，汗且出也。”《素问·平人气象论》曰：“人一呼脉三动，一吸脉三动而躁，尺热曰病温。”柳宝诒根据《黄帝内经》理论，提出伏气温病的脉象特征是尺肤有热，同时伴有脉数且躁的特点；若脉象兼盛滑，说明热邪已动，有外出之象。

另外，《黄帝内经》中还有诸多条文，阐述伏温与其他病证的鉴别要点。如《灵枢·热病》曰：“热病不知所痛，耳聋不能自收，口干，阳热甚，阴颇有寒者，热在髓，死不可治。”又曰：“热病已得汗而脉尚躁盛，此阴脉之极也，死；其得汗而脉静者，生。热病脉尚盛躁而不得汗者，此阳脉之极也，死；脉盛躁得汗静者，生。”可见伏温初发，神情呆钝；阳热甚者，其热邪之浮于外者已甚；阴颇有寒者，其寒邪之伏于阴者尚未外透；其热深在骨髓，故不可治。

再如，《素问·刺热》中，论及五脏热病的表现。如“肝热病者，小便先黄，腹痛多卧，身热。热争则狂言及惊，胁满痛，手足躁，不得安卧。庚辛甚，甲乙大汗，气逆则庚辛死。刺足厥阴、少阳。其逆则头痛员员，脉引冲头也。心热病者，先不乐，数日乃热。热争则卒心痛，烦闷善呕，头痛面赤无汗。壬癸甚，丙丁大汗，气逆则壬癸死。刺手少阴、太阳。脾热病者，先头重颊痛，烦心颜青，欲呕身热。热争则腰痛不可用俯仰，腹满泄，两颔痛。甲乙甚，戊己大汗，气逆则甲乙死。刺足太阴、阳明。肺热病者，先淅然厥，起毫毛，恶风寒，舌上黄，身热。热争则喘咳，痛走胸膺背，不得大息，头痛不堪，汗出而寒。丙丁甚，庚辛大汗，气逆则丙丁死。刺手太阴、阳明。出血如大豆，立已。肾热病者，先腰痛骱酸，苦渴数饮，身热。热争则项痛而强，骱寒且酸，足下热，不欲言，其逆则项痛员员澹澹然。戊己甚，壬癸大汗，气逆则戊己死。刺足少阴、太阳。诸汗者，至其所胜日汗出也。肝热病者，左颊先赤；心热病者，颜先赤；脾热病者，鼻先赤；肺热病者，右颊先赤；肾热病者，颐先赤”。

柳宝诒一方面详细解读了诸脏热病的表现与机制，更从中发现“内经叙列五脏热病，惟肝、肾两节，多其逆一层，他脏无之。可见热病伤阴，惟肝、肾为最要”（《温热逢源·卷上·详注灵枢素问伏气化温诸条》）的伏温治法关键。

4. 伏温治法 养阴为要

《素问·玉版论要》曰：“病温虚甚死。”柳宝诒认为，“经言藏于精者，春不病温。则凡病温者，其阴气先虚可知。使或虚而未至于甚，则养阴透邪，治之如法，犹可挽回。若病温者而至虚甚，则热邪内讧，阴精先涸，一发燎原，不可治矣”（《温热逢源·卷上·详注灵枢素问伏气化温诸条》），并且指出，温热病势必伤阴，而滋其阴以补其不足，为治温热之大纲。

（二）阐发《难经》伏气发温之病机

1. 伤寒有五 所苦不同

《难经·五十八难》曰：“伤寒有几，其脉有变否？然伤寒有五，有中风，有伤寒，有湿温，有热病，有温病。其所苦各不同。”柳宝诒认为，“中风、伤寒即仲景论中所列之证也，是感而即发者也。若寒邪郁伏而发，则因温风而发者，名曰风温；因暑热而发者，名曰热病。此即夏至后之暑病也。因湿邪而发者，名曰湿温。虽随时随病各异，其名而由于受寒则一，故皆谓之伤寒。所苦不同，言五者之为病不同也”。这五种病证，前两条是感寒而即病者；后三条是寒伏于内，兼夹别气而病者。可见五证因于寒，均可谓之伤寒。

2. 伏温之病 随经可发

柳宝诒根据“中风之脉，阳浮而滑，阴濡而弱。湿温之脉，阳濡而弱，阴小而急。伤寒之脉，阴阳俱盛而紧涩。热病之脉，阴阳俱浮，浮之而滑，沉之散涩”（《难经·五十八难》），指出“阴阳二字以脉言。凡脉寸为阳，尺为阴；右为阳，左为阴；浮为阳，沉为阴。就此节论，当以尺寸分阴阳为是。风为阳邪，故阳脉浮滑。寒邪收引，故脉紧涩。湿为阴邪而伤阳，故阳濡而阴急。热病为阳邪而伤阴，故浮滑而沉涩。热病是温邪之已化热而外出者，其未化热之前，名曰温病”。柳宝诒受“温病之脉，行在诸经，不知何经之动也，各随其经所在而取之”的启发，认为邪伏少阴，随气而动，流行于诸经，或乘经气之虚而发；或夹新感之邪气而发。其发也，或由三阳而出，或由肺胃；最重者热不外出，而内陷于手足厥阴；或肾气虚，不能托邪，而燔结于少阴。是温邪之动。路径多歧，随处可发，初不能指定发于何经，不能刻定见何脉象。

伏温之病，随经可发；经训昭垂，已无疑义。明清各家，在此基础上多有发挥。《温热逢源·卷上·详注难经伏气发温诸条》曰："乃张石顽谓温邪之发，必由少阳。陆九芝谓温热病必发于阳明。陈平伯则以肺胃为温邪必犯之地。吴又可又以募原为温疫伏邪之所。"柳宝诒认为，诸家所论虽各有所见，但只举温病之一端，而不可以概温病之全体。又曰："至吴鞠通《温病条辨》，横分三焦。谓凡病温者，必始于上焦手太阴，是以时感温风之证，指为伏气发温之病。彼此混而不分，其背谬为尤甚。学人当即此节经文，悉心参究，确知温病之发，随经可动，临证时始有真知灼见，而不至有他歧之惑也。"（《温热逢源·卷上·详注难经伏气发温诸条》）

3. 伏温治疗 急下救阴

《难经·五十八难》言："阳虚阴盛，汗出而愈，下之即死。阳盛阴虚，汗出而死，下之而愈。"柳宝诒就此加以发挥，指出伏气温病的治疗，初起还是可以使用伤寒之治法。其曰："寒邪初受，未经化热，卫阳被遏，则阳虚而阴盛，此即暴病之伤寒。但用辛温助阳以发其汗，则邪解矣。若未曾入腑化热，而遽下之，则里气伤而表邪陷，即死矣。若邪郁久而化热，阴液被烁，则阳盛而阴虚，此即伏气之温病也。里热既盛，当急下以救阴则生。若再用辛温，误发其汗，则阴愈烁而变证蜂起。是以受病之始，都属寒邪，故仍以伤寒为提纲也。"（《温热逢源·卷上·详注难经伏气发温诸条》）

（三）承续《伤寒论》伏气发温之证治

柳宝诒在《温热逢源》中，详注张仲景《伤寒论》伏气化温证治各条、附注张仲景暴感暑热及兼感湿温证治各条。

1. 温邪内伏少阴之证

《伤寒论·平脉法》曰："伏气之病，以意候之，今月之内，欲有伏气。

假令旧有伏气，当须脉之。若脉微弱者，当喉中痛似伤，非喉痹也。病人云：实咽中痛。虽尔，今复欲下利。”柳宝诒认为，此论中阐明了温邪内伏少阴的思想。其曰：“温邪化热内动，脉当数大，乃见微弱，是气弱不能托邪，邪郁不达之象，热不外达而循经上浮则为喉痛，以少阴之脉循喉咙也。伤寒少阴病本有下利、咽痛之条，亦即此义。盖以热郁既久则阴液腐败，故不但咽痛而复欲下利也。”（《温热逢源·卷上·详注仲景伏气化温证治各条》）柳宝诒认为，此条可为温邪内伏少阴之提纲。

2. 温邪内伏少阴之脉证并治

柳宝诒将《伤寒论》《金匮要略》的若干原文，作为温邪内伏少阴证的证治准则。如《伤寒论·辨少阴病脉证并治》云：“少阴病，得之二三日以上，心中烦，不得卧，黄连阿胶汤主之……少阴病，下利、咽痛、胸满、心烦，猪肤汤主之……少阴病，二三日，咽痛者，可与甘草汤，不差，与桔梗汤。”柳宝诒指出，少阴病为“脉微细但欲寐也”，“以上少阴病三条，均与传经热邪不合，其为伏邪所致无疑也”。温病自里而出表，先少阴而后出太阳；伏气为病，皆自内而之外，不止春温一证。四时之气，皆有伏久而发的情况。又如，《伤寒论·辨少阳病脉证并治》云：“三阳合病，脉浮大，上关上，但欲眠睡，目合则汗。”柳宝诒按：“春温所以异于热病者，以目合则汗，不似热病之大汗不止也。”（《温热逢源·卷上·详注仲景伏气化温证治各条》）

《伤寒论·辨少阴病脉证并治》云：“少阴病，下利六七日，咳而呕渴，心烦不得眠者，猪苓汤主之……少阴病，得之二三日，口燥咽干者，急下之，宜大承气汤。”柳宝诒指出，这两条也是伏邪为患。如系传经热邪，则从始病数起，决不止二三日；如从传至少阴数起，则不应二三日始见口燥咽干。

《伤寒论·辨太阳病脉证并治上》云：“太阳病，发热而渴，不恶寒者，为温病。”柳宝诒引用清·章楠《医门棒喝·卷一》的注解，指出少阴之表为太阳，热邪从里出表，即有发热头痛之太阳病。不恶寒，就可断定并非新感之邪。热从内发故渴，张仲景恐人错认为太阳伤寒伤风之证，故特标明，谓此是伏热内发之温病。之所以没有标明少阴温病，是因为伏气条内已申明咽痛下利为少阴初发之温病的缘故。

再如，桂枝汤误治例。《伤寒论·辨太阳病脉证并治上》云：“服桂枝汤，大汗出，大烦渴不解，脉洪大者，白虎加人参汤主之。”柳宝诒认为，桂枝汤治风邪伤卫，表病而里和的太阳中风证，用之得当则微汗而解。此例则是温邪自内而发，误用桂枝，适以助邪而耗液，故大汗大渴，热势转甚；主以白虎汤，所以泄热解烦；因阴液被劫，故加人参以救之，充分体现了“救护阴液”的主导思想。从以上对《伤寒论》原文的注解，可体会到柳宝诒对温邪内伏少阴证治的认识，实承袭于张仲景。

3. 扶正托邪之法

柳宝诒治疗伏气温病，首创助阴托邪之法。助阴托邪之法，属扶正托邪之法。扶正托邪之法，源于张仲景《伤寒论》。张仲景治少阴病，始得之，反发热，脉沉者，予麻黄附子细辛汤，温经达邪，即开其端。柳宝诒洞明此中奥义，在临床中观察到伏温重症，若少阴阴阳虚衰，不能鼓邪外达，多易昏陷致变。指出：“尝读喻嘉言《尚论后篇》少阴温病，凡正虚不能托邪者，必用麻附细辛汤，以温经托邪。其用意仍不免偏于伤寒一面。但寒伤人之阳，温病烁人之阴，而其为正虚邪陷则一也，仲景既立助阳托邪之法，以治伤寒；从对面推想，岂不可用助阴托邪之法，以治温病乎？”（《柳宝诒医案·伏温》）

（四）汲取各家之长集伏温之大成

伏气理论源于《黄帝内经》，而正式运用伏气理论解释温病病机并且加以阐发者，则肇始于晋·王叔和。在《伤寒例》中，王叔和凭借自己的临床经验，对《黄帝内经》《伤寒论》有关伏邪的理论加以发挥，用伏气学说论述温病的病因病机，区分伤寒与温病的区别。指出即病者为伤寒，不即病者，至来年春夏发病者为温病。王叔和的“伏寒化温”理论，对伏邪学说的形成和发展影响深远，后人尊其为伏气温病学说的创始人。经过历代医家的努力，总结经验，创立理论，至晚清时期已形成较为完整的理论，标志着“伏邪”学说趋于成熟。

柳宝诒熟读经典，潜心研究，溯流穷源，参考各家之说，在进行分析、比较、琢磨、考究的过程中，逐渐形成了自己的独到见解。正如《惜余医案》序所曰：“先生学问渊邃，尤究心岐黄之术，上至《灵枢》《难经》《伤寒》《金匮》，以迄历代名医著述，靡不熟读精研，以探其奥蕴。”从目前可检索到的文献资料分析，对柳宝诒温病学术思想形成有影响的医家主要有王叔和、朱肱、成无己、王履、滑寿、吴又可、喻昌、章楠、王孟英、吴鞠通、徐灵胎、张璐、陈平伯、陆懋修、周禹载、尤在泾、方有执、蒋问斋等。在《温热逢源》中，柳宝诒主要对吴又可、张璐、周禹载、蒋问斋的温病学观点进行探究与考辨。在《柳宝诒医论医案》中，还保存了柳宝诒对叶天士《温热论》、吴鞠通《温病条辨》的心悟与点评。

1. 辨正周禹载《温热暑疫全书》各条

周扬俊，字禹载，清代医家。撰著《温热暑疫全书》四卷（1679）。书中依次论述温、热、暑、疫诸病，选辑《伤寒论》《温疫论》原文，详加阐释，主要评述温病学的发展过程和历代医家的主要学术观点和思想。

柳宝诒大体赞同周禹载对各家温病学说的评述，认为前人并未明确区分暑病、疫病、伏气温病，容易造成后人认识上的混乱。柳宝诒指出，前人对伏气温病的认识，主要存在以下问题：①前人不清楚伏气温病的概念。分析指出，“温病为伤寒变证”之说，乃是“不明伏气发温之理，而以温病为伤寒变证，故于温热源流，愈说愈远”。②前人常以伤寒法治疗温病。柳宝诒认为，《诸病源候论》所载崔文行的“解散法”和宋代庞安常倡言的“和解”法，“皆伤寒治法，后人遵之以治温热，贻误不少”（《温热逢源·卷中·辨正周禹载温热暑疫各条》）。至于朱丹溪、李东垣有关温热施治之论，“不过一隙微明，于温热病之治法，仍未能从源头悟澈也”。认为“温热治法，自仲景以后，无一人得其门径。至河间始有清泄邪热之法，与仲景黄芩白虎之治，先后同符。惜其于疏邪化热诸法，犹未能随证变化，曲尽病情也”（《温热逢源·卷中·辨正周禹载温热暑疫各条》）。③前人不知春时温病、夏时热病均有暴感、伏气之说。柳宝诒赞同周禹载批评张元素、李东垣以动静分暑之阴阳，“而于伏气一层全未道及”，“乃舍本逐末”，并指出清·张凤逵虽“畅论暑病，独开生面”，但“其所论，亦只就暑病之暴感者言之”，并不适用于伏气；而“温病中之伏气暴感，治法迥殊”，不容混淆。④前人不能区别伏气温病与疫邪所致疫病的成因不同，治法有异。吴又可所论之温疫治法，与伏气所发之温热病相合者甚多，柳宝诒认为其“于伏气、疫气两证，未能分析清楚，因误指伏气为疫病者，亦复不少，故其书中论治，虽称疫邪，而方治则每与伏气相合也”（《温热逢源·卷中·辨正周禹载温热暑疫各条》）。

2. 辨正蒋问斋《医略》“伏邪篇”

蒋宝素（1795—1873），号问斋，清代医家。撰著《医略》十三卷，其“伏邪篇”中，阐述了伏气温病的内容。柳宝诒认为，伏温之思想源于《内经》，又“新感”之后提及“伏邪”；直至蒋问斋《医略》，才使得伏温一病“昭然大白于天下”。柳宝诒认可蒋问斋明言“伏邪”，指出“其所撰伏邪篇，历引内经、仲景之文，既详且备”；但对其羼入吴又可“募原”之论，而创立所谓“邪伏募原”之说，则予以驳斥。其曰：“殊不知温疫之邪，从口鼻吸受，所受者湿秽之邪，藏于募原，则发为寒热、痞闷、呕恶等证。伏温之邪，从经络内袭，所袭者风寒之邪，伏于少阴，发为寒热、身疼之候。病原见证，两者截然不同。蒋氏不能细加审别，而伏邪论中，每每将募原之说牵涉搀混，致学人转有多歧之惑。”（《温热逢源·卷中·辨正蒋问斋医略伏邪篇》）柳宝诒认为，吴又可所言募原之邪，是为暑秽，与伏温截然不同；病源见证，是为两途，不能混为一谈，进而说道：“爰亟取蒋氏伏邪篇原文，为之逐条辨正，俾读者豁目爽心，而于伏邪疫邪，不至更相牵混。诒非好与前人辨难也，亦以病机所在，出入生死之间，不容稍有假借耳。”（《温热逢源·卷中·辨正蒋问斋医略伏邪篇》）

柳宝诒认为，温疫与伏气温病，“病原见证，两者截然不同”。温疫邪气，自外而内，从口鼻而入，邪气性质属湿热秽浊，藏于膜原，而发为寒热、痞闷、呕恶等病证。伏温邪气，自内而外，从经络内袭，邪气属风寒性质，伏于少阴，发为寒热、身痛症状。因此指出，蒋问斋不能细加审别，而伏邪论中每每将膜原之说牵扯掺混，导致学者转有多歧之惑。为使“伏邪、疫邪不致更相牵混”，于是柳宝诒将蒋问斋“伏邪篇”原文，按其“伏寒化热，由少阴而发”的学术观点，逐条加以辨正。从其辨析内容来看，处处体现了伏气温病里热伤阴的病机特点和泄热养阴的治疗大法。

3. 辨正张璐《伤寒绪论》温热各条

张璐（1617—约1699），字路玉，晚号石顽老人；其与喻昌、吴谦齐名，被称为“清初三大家”之一，对《伤寒论》颇有研究。其撰著《伤寒绪论》二卷，于正伤寒外，详列四时外感、类伤寒各病，收集各家之说，阐释十分详细。柳宝诒认为，张璐所述冬温、春温、温疫等与温热病，未能寻源溯流，条分缕析，致使学者产生困惑。于是又按其伏气化温的观点，“录其有关于温热病者若干条，为之详加评论”。柳宝诒的主要观点：①强调地域因素，认为南方外感病之重且险者皆温热病。正伤寒病间或有之。②“温热病是由内达外”，与两感于寒的内外合邪之证，由于来源各异，不可同日而语。张璐“未能明辨其原，故论治亦无确见也”。③“外感风温之邪，冬春间时有之”，治疗当宗叶天士、吴鞠通辛凉之法。张璐主以阳旦汤，是“经脉未清”，治不对证。认为温邪初起，用青葱、豆豉取汗最为稳妥。若阴津不足，用清养胃阴法最妙。④赞同张璐提出的温病三种不治之证：第一，邪气郁伏不达；第二，正虚不能托邪；第三，阴气被烁涸。⑤赞同张璐提出的黄芩汤、白虎汤为热病正治之法。

4. 辨正吴又可《温疫论》各条

吴有性（1582—1652），字又可，明末清初医家。撰著《温疫论》二卷，创立了温疫学说，认为温疫不同于一般的外感热病。柳宝诒通过辨正吴又可《温疫论》各条，提出了吴又可温疫之论不合伏温之理，但温疫中的治疗法则与伏温大概相合的见解。柳宝诒从伏气化温的认识出发，认为吴又可所谓“温疫秽浊之邪，由口鼻吸受，藏于募原而发，将伏气化温之病，概行抹煞”。又谓：“又可所指之温，既未得伏温之真谛；所论之疫，又未得疫证之全体。”但柳宝诒在评述吴又可之论“似无足取”之后，也承认吴又可之论“虽不免有粗疏之弊，亦岂容一概屏弃。况篇中所论应下失下，及下后诸变证，曲折详尽，多阐前人未发之秘，堪为临证圭臬者，正复不少”。因而，“爰采论中，与伏温相合者各条，附列于下，并分系于各篇之后而详论之”（《温热逢源·卷中·辨正吴又可温疫论各条》）。从其所引条文及评注内容来看，重在辨析“伏温与疫邪异同”，但也指出温热病热结于胃，津液不行而无汗者，可予承气之法治疗。

5. 评述叶天士《温热论》

叶天士（1667—1746），名桂，字天士，号香岩，别号上津老人。清代温病学家。撰《温热论》，创立卫气营血辨证方法。柳宝诒认为，历代医家论述温病，大都附于“伤寒篇”中，所论皆伏气发温之证，所谓“类伤寒”。因此，从未有专论暴感之温邪者。叶天士撰著《温热论》，倡导卫气营血辨证，首用寒凉治法，由此暴感之温病才有了明确的辨治准则。但是，叶天士提出的“温邪上受，首先犯肺”，并未说明是暴感温病的病机还是伏气温病的病机，易导致后人认识上的混淆。同时，柳宝诒还指出，叶天士实际上已将伏气温病的理法包含于《温热论》中。如“逆传心包”之证，皆因“伏温蕴热过重，有热壅肺胃，由肺胃熏蒸而陷入者；有热不外达，径由阴经而陷入者，是乃伏温中至重之证”（《柳宝诒医论医话·论温邪上受首先犯肺逆传心包》）。柳宝诒认为，叶天士并未明确地将暴感温病和伏气温病分而论之，以致后人往往将二者相混，导致治法上不能丝丝入扣。

叶天士在《三时伏气外感篇》中说道：“春温一证，由冬令收藏未固，昔人以冬寒内伏，藏于少阴，入春发于少阳，以春木内应肝胆也……”柳宝诒对于春温病之病因病机的认识，与叶天士的看法基本一致。如其所言：“经曰：冬伤于寒，春必病温。又曰：冬不藏精，春必病温。分而言之，则一言其邪之实，一言其正之虚。合而言之，则惟其冬不藏精而肾气先虚，寒邪乃得而伤之。语势虽若两平，其义原归一贯也。”（《温热逢源·卷下·伏温从少阴初发证治》）柳宝诒明确指出，春温之发病，以肾气亏虚为内因，以感受寒邪为外因。但是，柳宝诒对叶天士在《临证指南医案·暑门》杨某案例中，提到“仲景伤寒先分六经，河间温热须究三焦”的说法，持有异议。其曰：“近贤叶氏，始有伤寒分六经，温病分三焦之论，谓出河间。其实温热病之法，至河间始详；至温病分三焦之论，河间并无此说，其书具在，可复按也。”（《温热逢源·卷下·论伏邪外发须辨六经形证》）另外，对叶天士关于“入春发于少阳”的说法也持有异议。如《温热逢源·辨正张石顽伤寒绪论温热各条》言：“惟谓伏邪外达，必由少阳，则囿于旧说，不切病情。”柳宝诒还依据《难经·五十八难》“温病之脉，行在诸经，不知何经之动也，各随其经所在而取之”之说，认为伏邪发温，病情复杂、途径多歧，难以拘定发于何经。如《温热逢源·卷上·详注难经伏气发温诸条》言：“邪伏少阴，随气而动，流行于诸经，或乘经气之虚而发，或夹新感之邪气而发。其发也，或由三阳而出，或由肺胃；最重者热不外出，而内陷于手足厥阴；或肾气虚，不能托邪，而燔结于少阴。是温邪之动。路径多歧，随处可发，初不能指定发于何经……”

6. 力辟三焦主六经辨证

吴鞠通（1758—1836），名瑭，字配珩，号鞠通。清代温病学家。撰《温病条辨》五卷，创立三焦辨证学说。吴鞠通推崇三焦辨证，柳宝诒却不然，并对其观点据理力辟。如《温热逢源·卷下·论温病初发脉象舌苔本无一定》曰：“《难经》云，温邪行在诸经，不知何经之动，此语空灵活泼，最合病情。”《温热逢源·卷上·详注难经伏气发温诸条》曰：“邪伏少阴，随气而动，流行于诸经，或乘经气之虚而发，或夹新感之邪气而发。其发也，或由三阳而出，或由肺胃，最重者热不外出，而内陷于手足厥阴；或肾气虚，不能托邪，而燔结于少阴。是温邪之动，路径多歧，随处可发，初不能指定发于何经……”同时，还提出对吴鞠通观点的不同看法。如《温热逢源·卷下·论伏邪外发须辨六经形证》曰：“厥后吴鞠通著《温病条辨》，遂专主三焦，废六经而不论。殊不知人身经络，有内外浅深之别，而不欲使上下之截然不通也。其上焦篇提纲云：凡温病者，始于上焦，在手太阴。试观温邪初发者，其果悉见上焦肺经之见证乎？即或见上焦之证，其果中下焦能丝毫无病乎？鞠通苟虚心诊视，应亦自知其说之不可通矣。况伤寒、温热，为病不同，而六经之见证则同；用药不同，而六经之立法则同。治温病者，乌可舍六经而不讲者哉。”由此可见，柳宝诒认为，三焦辨证于理不通，六经辨证同样适于温病。

对于同时期的某些医者，柳宝诒发出如下质疑：“近人专宗叶氏，将伏气发温之病，置而不讲；每遇温邪，无论暴感伏气，概用叶氏辛凉轻浅之法，银翘、桑菊，随手立方；医家病家，取其简便，无不乐从。设有以伏气之说进者，彼且视为异说，茫然不知伏气为何病。嗟乎！伏温是外感中常有之病，南方尤多，非怪证也。其病载在《内经》《难经》《伤寒论》诸书，非异说也。临证者，竟至茫然莫辨，门径全无，医事尚堪问哉！”（《温热逢源·卷下·论伏气发温与暴感风温病原不同治法各异》）

柳宝诒认为，凡属外感病者，无论新感或伏邪，都不能离开六经辨证的范围。如新感自外而内，由三阳而传入三阴；伏气则自内而外，由三阴而外达三阳。柳宝诒认为，当“肾气不至虚馁”之时，伏邪受阳气鼓动化热后，会由少阴而出，直接外达于三阳经，出现各自不同的证候表现。“其最顺者，邪不留恋于阴，而径出于三阳，则见三阳经证。太阳则恶寒发热，头项疼，腰脊强……阳明则壮热鼻干，不得卧…… 少阳则寒热往来，口苦胁痛……”（《温热逢源·卷下·伏温由少阴外达三阳证治》）明确描述了无形之热达于三阳经的证候。认为六经形证，界限分明，医者临证之时可凭此而知病之深浅；其阶段清晰，医者只要“问其前见何证，今见何证，即可知病之传变”（《温热逢源·卷下·论伏邪外发须辨六经形证》）。

柳宝诒在总体上，认可吴鞠通《温病条辨》的重要学术价值，认为《温病条辨》为“温热病中发聋振聩之书”。指出该书在学术思想上传承叶天士，写作上处处以伤寒、温病比较分析。即“上则推本河间，近则渊源叶氏，议论明畅，治法森列”。但从“冬伤于寒，春必病温”（《素问·生气通天论》），以及“太阳病，发热而渴，不恶寒者，为温病”（《伤寒论·辨太阳病脉证并治上》）的经典理论来看，认为温病论治当分六经。柳宝诒指出，吴鞠通墨守叶天士“温邪上受，首先犯肺”之成法，谨遵轻灵时方之技巧，认为“温病皆因新感伤肺而起，不信伏邪之说”。进而比较了伏气温病分别从六经辨证、三焦辨证指导治疗的优劣。总之，认为吴鞠通的三焦辨证，难以解释伏气温病发于下焦肝肾、伏邪自少阴外达的病机，因而无法指导临床有针对性的治疗。

7. 批评喻昌三纲鼎立之说

喻昌（约1585—1664），字嘉言，别号西昌老人。清代著名医家。编撰《尚论后篇》四卷，论及春温、夏秋暑湿热病，以及温病证治方药等。喻昌在《尚论后篇》中，提出“伏气温病”的“三纲鼎立”之说。此说将伏气温病分为三例：其一，冬伤于寒，春必病温，属寒邪伏于肌肤；其二，冬不藏精，春必病温，属寒邪伏于骨髓；其三，冬既不藏精，又伤于寒，属内、外均受邪。喻昌如此分门别类，似乎条分缕析；恰与其所提倡的《伤寒论》太阳病之风伤卫、寒伤营、风寒两伤营卫之说相符。柳宝诒指出，喻昌的“三纲鼎立”之说，虽文笔清卓，但有意“虚立门面，于实际毫无裨益”。如冬不藏精者，体虚而已，岂有必病温之理？此条经文，必须活看。如《温热逢源·卷上·详注灵枢素问伏气化温诸条》曰：“伏气发温之病，惟冬伤于寒故病温，惟冬不藏精故受寒。”《温热逢源·卷下·伏温从少阴初发证治》曰：“分而言之，则一言其邪之实，一言其正之虚。合而言之，则惟其冬不藏精而肾气先虚，寒邪乃得而伤之。语势虽若两平，其义原归一贯也。”阐明体虚易于感邪，感邪方可发病，理固如此。且“所受之寒，无不伏于少阴，断无伏于肌肤之理”。柳宝诒认为，温病无三纲之可分。

二、学术特色

柳宝诒的学术特色主要在于“伏气温病”学说和临床用药制药特色，所以笔者将从伏气温病的发病、病机、辨证、治疗，以及柳宝诒临床用药制药特色等方面予以阐述。

（一）伏气温病之发病

1. 伏温为外感常有之病

柳宝诒认为，伏温为外感病中常有之病。如《温热逢源·卷下·论伏气发温与暴感风温病原不同治法各异》曰："南方尤多，非怪证也。其病载在《内经》《难经》《伤寒论》诸书，非异说也。临证者，竟至茫然莫辨，门径全无，医事尚堪问哉！"《温热逢源·卷中·辨正张石顽伤寒绪论温热各条》曰："正伤寒病，南方不多见。即间有之，亦鲜重证。"疫病"即吴又可之所论……仍属伏气居多"。柳宝诒在《温热逢源·卷中·辨正吴又可温疫论各条》中，批评吴又可"将伏气化温之病，概行抹煞"；《温热逢源·卷中·辨正蒋问斋医略伏邪篇》又言其"遂将当时所见之病，无论其为伏温，为温疫，一概谓之疫邪。不责己之分辨不清，反疑内经冬伤于寒之语力不确；其才识粗疏，横肆武断，亦未免不自量矣"。还指出，不仅吴又可如此，诸家之论温，多有将"疫邪伏邪牵合为一"，误认伏邪为疫邪之失。其中，撰著《医略》十三篇，煌煌然著伏邪之名，使伏温一病，昭然大白于天下的蒋问斋，亦未免此弊。柳宝诒认为，"就温病言，亦有两证：有随时感受之温邪，如叶香岩、吴鞠通所论是也；有伏气内发之温邪，即《内经》所论者是也"（《温热逢源·卷上·详注灵枢素问伏气化温诸条》）。"近人专宗叶氏，将伏气发温之病，置而不讲。每遇温邪，无论暴感、伏气，概用叶氏辛凉轻浅之法，银翘、桑菊，随手立方；医家病家，取其简便，无不乐从。设有以伏气之说进者，彼且视为异说，茫然不知伏气为何病。嗟乎！"（《温热逢源·卷下·论伏气发温与暴感风温病原不同治法各异》）总而言之，综观《温热逢源》全篇所论，可知柳宝诒认为伏气温病是外感常有之病。

2. 伏温发病多为热证重证

柳宝诒指出："凡外感病之重且险者，皆温热病也。"（《温热逢源·卷中·辨正张石顽伤寒绪论温热各条》）而这种“重且险”的温热病，并非指“随时感受之温邪，如叶香岩、吴鞠通所论者”，而是指伏气温病。柳宝诒认为，伏气温病邪伏部位较深，一旦发作则病势极为险恶，且多热病。其在《温热逢源·卷上·详注灵枢素问伏气化温诸条》中指出，“神情呆钝，其状如绘”为伏气温病初发之特点，兼见痛苦难言，莫可名状，听觉失聪，四肢曲伸，不能自如，运动失灵等。随即引用《灵枢·热病》：“热病已得汗而脉尚躁盛，此阴脉之极也，死；其得汗而脉静者，生。热病脉尚盛躁而不得汗者，此阳脉之极也，死；脉盛躁得汗静者，生。”阐释伏气温病之危象。还指出：“已得汗而脉尚躁，是热甚而郁于阴也。脉尚躁而不得汗，是热甚而郁于阳也。邪郁不解，阴阳之气不能主持，故死。”（《温热逢源·卷上·详注灵枢素问伏气化温诸条》）柳宝诒认为，热甚虽有汗出，而脉仍躁盛不宁，“是热甚而郁于阴”，说明有阳无阴，为逆候、死候；反之，脉躁盛无汗，“是热甚而郁于阳也”，此属邪无出路，必竭其阴而死。更重要的是，伏温发病与人体正气盛衰有直接关系。如其人肾气先亏，不能鼓邪外出，其证必重。即所谓“有温邪初发，而肾阳先馁，因之邪机冰伏，欲达不达，展转之间，邪即内陷”，故病多凶险，不可挽救者甚多。即使伏邪能够由内及外，透出三阳，其治法也不同寻常。“伏气由内而发，治之者以清泄里热为主，其见证至繁且杂，须兼视六经形证，乃可随机立法。”（《温热逢源·卷下·论伏气发温与暴感风温病原不同治法各异》）

此外，柳宝诒还指出，从口鼻而入之瘟疫，邪机仅在募原者，一般亦多不重，故在《温热逢源·卷中·辨正吴又可温疫论各条》中说道：“所列九传证情，变幻殊甚。然惟伏气化温，从少阴外达者，每每有之。邪机仅在募原者，未必如是也。”尽管伏气为病深重，暴感为病轻浅，而时医不知别此，对伏温从少阴初发之证，亦宗法叶天士，以辛凉轻解为治。故柳宝诒责其“失之肤浅”。

总之，伏气温病之病势轻重，与肾阳之盛衰密切相关。虽伏温多重证，但只要其从三阳而解，不致内滞，即属佳象；若其每每乘脏气之虚，窜入厥阴，即成险候。因此，柳宝诒认为，伏气温病邪伏较深，一旦发作则病势易为险恶。

（二）伏气温病之病机

1. 邪伏少阴之说

《温热逢源·卷下·论温病与伤寒病情不同治法各异》："若夫温病，乃冬时寒邪，伏于少阴。"或随春夏阳气生发，或因人体阳气内动，即可发病。少阴肾主藏精，精不足即少阴肾虚，而致虚之处便是留邪之所，故柳宝诒提出"其所受之寒，无不伏于少阴"之说。

（1）邪伏部位为少阴

伏温是否存在？历来纷争不休。而对邪伏部位，更是各持己见，莫衷一是。关于伏气温病邪伏的部位，王叔和编次《伤寒论》略例中，认为"寒毒藏于肌肤"；《诸病源候论·伤寒病诸候上》认为"寒毒藏于肌骨"；陆懋修《世补斋医书·卷六·温热病说》，认为"藏于阳明"；吴又可在《温疫论·热邪散漫篇》中，提出"邪气盘踞于募原"。《景岳全书·伤寒三证》："寒毒藏于营卫之间。"俞根初在《通俗伤寒论》中，强调"邪伏膜原"。认为"伏温内发，新寒外束，有实有虚，实邪多发于少阳膜原，虚邪多发于少阴血分阴分"。张锡纯则在《医学衷中参西录》中，提出"邪伏于三焦脂膜之中"。而"邪伏少阴，至春发于少阳"之说，出自叶天士。

柳宝诒则认为，王叔和所谓"寒毒藏于肌肤"之说，不尽合理。因冬寒是时令之邪，与疫疠不同，无所谓毒。何况"皮肤有卫气流行之处，岂容外邪久伏"（《温热逢源·卷上·详注灵枢素问伏气化温诸条》）。至于吴又可的"募原"之论，诚属温疫之邪，伏于募原；与伏气温病之病原与见证，霄壤有别。如《温热逢源·卷中·辨正蒋问斋医略伏邪篇》曰："温疫之邪，从口鼻吸受，所受者湿秽之邪，藏于募原，则发为寒热、痞闷、呕恶等证。伏温之邪，从经络内袭，所袭者风寒之邪，伏于少阴，发为寒热、身疼之候。”又曰：“蒋氏（问斋）乃谓冬寒伏于募原，是将温暑两邪，混为一病。”柳宝诒指出，伤寒之病，无论冬夏，凡有伏邪，均可发为温病。一种情况是冬邪春发，曰温病；一种情况是夏至前后发，曰暑病。只是“同其病而异其名也”。

在据理力驳诸家之说的同时，柳宝诒深得《黄帝内经》要旨，推崇叶天士的寒邪伏于少阴之说，认为伏邪的部位主要在少阴肾，“寒邪之内伏者，必因肾气之虚而入，故其伏也，每在少阴”（《温热逢源·卷上·详注灵枢素问伏气化温诸条》)，并阐明其理，指出冬伤于寒，春必病温的原因，是“此病必少阴阴气先伤，而寒邪袭之，至春夏化热而发”。其中，少阴先虚，肾不藏精，是伏邪潜伏的主要原因。柳宝诒提出，“邪气发温之病，惟冬伤于寒故病温，惟冬不藏精故受寒。其所受之寒，无不伏于少阴”。而且，“是伤寒不必专在于冬时，即三时感寒亦能郁化为温也”(《温热逢源·卷上·详注灵枢素问伏气化温诸条》)。

（2）发病因素是冬寒与肾虚

柳宝诒认为，对《素问·生气通天论》所论“冬伤于寒，春必病温”，及《素问·金匮真言论》所论“藏于精者，春不病温”，应该综合分析。指出伏气温病是内外两种因素共同作用的结果，且二者互为条件，是不可分割的发病因素。其中，邪伏的外因为冬寒，邪伏的内因为肾虚，而久伏化温为邪伏之关键。如伏气发温之病，惟冬伤于寒故病温，惟冬不藏精故受寒。其所受之寒，无不伏于少阴，断无伏于肌肤之理。其肾气未至大虚者，倘能鼓邪外达，则由少阴而达太阳，病势浅而轻。若肾虚不能托邪，则伏于脏而不得外出，病即深而重。外因方面，正如《温热逢源·卷上·详注灵枢素问伏气化温诸条》中所述：“有随时感受之温邪，如叶香岩、吴鞠通所论是也；有伏气内发之温邪，即《内经》所论者是也。”又曰：“冬伤于寒，正春月病温之由；而冬不藏精，又冬时受寒之由也。”对于内因，柳宝诒提出，“诚思如果不藏精，别无受寒之事，则其病为纯虚，故邪乃凑之而伏于少阴”。强调邪伏于少阴，肾为先决条件；而寒邪郁久化热，则为温病发病之根蒂。柳宝诒根据《素问》“冬伤于寒，春必病温”的理论，指出邪气内伏发温的产生，在于冬不藏精，故易受寒，继而病温。由此推论说：“伏温之邪，冬时之寒邪也。其伤人也，本因肾气之虚，始得入而据之。”（《温热逢源·卷下·伏温化热郁于少阴不达于阳》）“邪之所凑，其气必虚”，说明伏邪潜留，为时必早，伏里必深；病机未显，脏阴已亏；正虚邪实，则易内陷。

“伏气温病”发生与否，主要取决于机体肾气的强弱。若正值春夏阳气生发之时，随经而发者，根据机体肾气的虚损程度，可能出现三种情况：一是机体肾气不虚，邪气内伏后，正气与之相争，并顺利鼓动邪气向外透达，从而出现三阳经的证候。至于病发何经，则取决于各经经气之虚实。柳宝诒曰：“寒邪潜伏少阴，得阳气鼓动而化热；苟肾气不至虚馁，则邪不能容而外达。其最顺者，邪不留恋于阴，而径出于三阳，则见三阳经证。”二是其人肾气虚甚，不能鼓邪外出，而伏邪流连于阴分者，则极易出现内陷厥阴，出现痉厥昏谵等变证。治疗上宜温其肾阳，育其肾阴，养阴以托邪。三是肾气已虚，不能完全鼓邪外出，以致邪气半出三阳半恋于阴者，则治宜温托透邪。若邪气内伏，适值春季，复感时令之邪而诱发者，其症状表现多为恶寒、无汗。

对于发病之关键，柳宝诒认为是“化温”。《灵枢·邪气脏腑病形》：“正邪之中人也微……若有若无，若亡若存，有形无形，莫知其情。”《素问·八正神明论》又曰：“逢虚风，其中人也微，故莫知其情，莫见其形。”可见中邪微，则人多不觉，乃能久伏；邪之所以能郁伏而发，在于伏邪之发需借助人体正气的充盈鼓荡，以及时气“逮春时阳气内动，则寒邪化热而出”（《温热逢源·卷下·伏温从少阴初发证治》）。寒邪郁而化温，病邪由里而发，自然不同于一般新感之病。同时，柳宝诒并非局限于冬寒春发这一季节特性。认为“是伤寒不必专在于冬时，即三时感寒，亦能郁化为温也”。明确提出“无论冬夏，凡有伏邪，均可发为温病”（《温热逢源·卷上·详注灵枢素问伏气化温诸条》）。

2. 外发无一定路径

柳宝诒认为，“冬时伏邪，郁伏至春夏，阳气内动，化热外达，此伏气所发之温病”（《温热逢源·卷下·论伏气发温与暴感风温病原不同治法各异》）。至于伏邪出入的途径，柳宝诒引用《难经·五十八难》之说：“温病之脉，行在诸经，不知何经之动也，各随其经所在而取之。”阐明邪伏少阴，其外发途径多歧，随经可发，初发无定踪。如《温热逢源·卷上·详注难经伏气发温诸条》云：“或乘经气之虚而发，或挟新感之邪气而发……”《温热逢源·卷下·伏温由少阴外达三阳证治》云：“如太阳虚则发于太阳，阴气虚则恋于阴分。其有温邪化热已出三阳，而未尽之邪尚有伏于少阴而未化者。即或全数化热，而其热有半出于阳，半恋于阴者。”“常发之地”，或由三阳而出，或由肺胃；而病重热不外出者，则“内陷于手足厥阴”；肾气虚甚，不能托邪外出者，则“燔结于少阴”。然其外发途径虽歧，而外发方式却不外伏邪自发和新感引发两种。即所谓“其发也，有因阳气内动而发者，亦有时邪外感引动而发者”。由内至外而发，如“伏邪内发之温，类多从少阴外达，假道三阳”。关于伏气温病的见证，柳宝诒总结说：“《难经》云：温邪行在诸经，不知何经之动也。故其发也，本无定处，大略乘经气之虚，或夹别邪而发。”（《温热逢源·卷下·伏温由少阴外达三阳证治》）此诚提纲挈领之语。

伏温外发，无一定路径可循。柳宝诒就此在《温热逢源·卷下》有专门论述。包括“伏温从少阴初发证治；伏温由少阴外达三阳证治；伏温热结胃腑证治；伏温上灼肺金发喘逆咯血咳脓证治；伏温内燔营血发吐衄便红等证治；伏温外窜血络发斑疹喉痧等证治；伏温化热郁于少阴不达于阳；伏温化热内陷手足厥阴发痉厥昏蒙等证；伏温夹湿内陷太阴发黄疸肿胀泄利等证；伏温外夹风寒暑湿各新邪为病；伏温兼夹气郁痰饮食积瘀血以及胎产经带诸宿病”等。如此条分缕析，系统阐述，为临床诊治提供了重要的参考。

总之，柳宝诒针对当时医家忽视“伏邪”为病的问题，从临床实际出发，阐明寒邪内伏少阴，郁久化热外达，是伏温之机理；其发病，或因阳气内动而鼓邪外出，或因感受时邪而引动；病势之轻重、浅深，则取决于正虚的程度。

（三）伏气温病之辨证

1. 明析伏温外发与暴感风温

柳宝诒根据暴感、伏温之不同，把外感病分为“暴感”与“伏气”两大类。前者由外而入内，后者由内而达外。伏气温病的发生，是由于寒邪伏郁，至春而发，阳气内动，化热外达。如《素问·生气通天论》所言“冬伤于寒，春必病温”等，皆指此类伏气外发导致的温病。由于伏气发温是由内而发，治之则以清泄里热为主；其“见证至繁且杂，须兼视六经形证”，治疗可随机立法。

暴感风温，属于春夏季节感受风热，邪从手太阴而入，郁于肺部，咳嗽发热甚则发疹的温热病证。如《素问·至真要大论》言：“风淫于内，治以辛凉。”叶天士有“温邪上受，首先犯肺”之说。“其邪专在于肺”，叶天士《温热论》言之甚详。治以辛凉清散为主，热重者兼用甘寒清化。其病与伏温之表里出入，路径各殊；其治法之轻重深浅，亦属迥异。因此，临证之时，应加以明辨，不可混为一谈。

2. 分辨温病与伤寒之异

柳宝诒指出，伏气温病外发，因与伤寒病情不同，故治法各异，因而首要辨析温病与伤寒之异。《温热逢源·卷下·论温病与伤寒病情不同治法各异》曰："冬月伤寒，邪由皮毛而入，从表入里，初见三阳经证，如太阳病，则头项强痛而恶寒之类。三阳不解，渐次传入三阴。其中有留于三阳，而不入三阴者；有结于胃腑，而不涉他经者；亦有不必假道三阳，而直中三阴者。凡此伤寒之症，初起悉系寒邪见象。迨发作之后，渐次化热内传，始有热象。故初起治法，必以通阳祛寒为主。及化热之后，始有泄热之法。此伤寒病之大较也。若夫温病，乃冬时寒邪，伏于少阴。迨春夏阳气内动，伏邪化而为热，由少阴而外出。如邪出太阳，亦见太阳经证，其头项强痛等象，亦与伤寒同。但伤寒里无郁热，故恶寒不渴，溲清无内热。温邪则标见于外，而热郁于内，虽外有表证，而里热先盛；口渴溲黄、尺肤热、骨节疼，种种内热之象，皆非伤寒所有。其见阳明、少阳，见证亦然。初起治法，即以清泄里热，导邪外达为主。与伤寒用药，一温一凉，却为对待。盖感寒随时即发，则为伤寒；其病由表而渐传入里，寒邪郁久，化热而发，则为温病，其病由里而郁蒸外达。伤寒初起，决无里热见证；温邪初起，无不见里热之证。此伤寒、温病分证用药之大关键。"因而，"临证时能从此推想，自然头头是道矣"。

3. 重视六经形证以辨阴阳顺逆

柳宝诒在辨证上，融会叶天士、吴鞠通两家之长而补其不足；通过长期临床实践，提出自己独特的见解。主张以脏腑经络为纲，重视六经形证，判明温热病机；指出新感易伤肺胃之气，伏邪易伤肝肾之阴；强调诊治温病，先辨六经，为辨证之先。柳宝诒对温病辨证崇尚"六经"，赞成张璐、蒋问斋之说。如《温热逢源·卷下·论伏邪外发须辨六经形证》言："凡外感病，无论暴感伏气，或由外而入内，则由三阳而传入三阴；或由内而达外，则由三阴而外出三阳。六经各有见证，即各有界限可凭，治病者指其见证，即可知其病之浅深；问其前见何证，今见何证，即可知病之传变。”强调“治温病者，乌可舍六经而不讲者哉”。柳宝诒认为，伏气温病的传变方式，主要是邪伏少阴，随经发病；由于证候纷繁复杂，如仅用卫气营血或三焦辨证，就不能完全解释其发病机制，更不能把握疾病发生、发展、传变、预后的全过程。因而，主张伏邪外发须从辨六经形证入手，将经络循行与脏腑相关联，总结六经形证，进行辨证论治。柳宝诒结合经络循行与脏腑相关，具体归纳为“六经形证”。柳宝诒极其重视六经辨证，认为吴鞠通“三焦”辨证之法不能够阐明疾病之病机所在。如《温热逢源·卷下·论伏邪外发须辨六经形证》言：“殊不知人身经络，有内外浅深之别，而不欲使上下之截然不通也……试观温邪初发者，其果悉见上焦肺经之见证乎？即或见上焦之证，其果中下能丝毫无病乎？”认为伤寒与温病虽为病不同，而六经之见证相同；用药不同，而六经之立法则同；“治温病者，乌可舍六经而不讲哉”（《温热逢源·卷下·论伏邪外发须辨六经形证》）。

柳宝诒对温病的辨证，虽立足六经辨证，但并非拘泥于此；根据温病的临床表现，有新的补充和发挥。如《温热逢源·卷下·论伏邪外发须辨六经形证》言：“表证：发热、恶寒，身痛，四肢拘急、喘。太阳经证：头痛、项脊强、脉浮、脉伏。阳明经证：目痛、鼻干、唇焦、漱水不欲咽、尺寸俱长。少阳经证：耳聋、胸满、胁痛、目眩、口苦、苔滑、脉弦。半表里证：呕吐、寒热往来、头汗、盗汗。太阴经证：腹微满、脉沉实、自利。少阴经证：口燥咽干而渴、咽痛、下利清水、目不明。厥阴经证：少腹满、囊缩、舌卷、厥逆、消渴。太阳腑证：口渴、溺赤。阳明腑证：潮热、谵语、狂乱、不得眠、自汗、手足汗、便闭。”由此可见，柳宝诒所论六经形证，是以温病的证候特点为基本依据的。

另外，柳宝诒认为，对于伏温的诊断，还应当分辨阴阳逆顺。伏温由阴而出于阳，于病机为顺；若病发于阴，而即溃于阴，不达于阳，此于病机为逆。还指出："凡病之阴阳淆乱者，其故有二：一则由乎正虚，如阳虚者阴必凑之，则阴病可淆于阳矣；阴虚者阳必扰之，而阳病可淆于阴矣。一则由乎药误，如病在阴而误投阳药，则阳气为药所伤，而阴病淆于阳矣；病在阳而误投阴药，则阴气为药所伤，则阳病淆于阴矣。"（《温热逢源·卷下·伏温阴阳淆乱见证错杂》）其在分辨阴阳、顺逆时，仍立足于脏腑、经络。如强调"伏温由少阴而发，外出于三阳经证，内结于胃腑，则见阳明腑证。其证虽深浅不一，但由阴出阳，于病机为顺"（《温热逢源·卷下·伏温化热内陷手足厥阴发痉厥昏蒙等证》）；"设其人肾阳虚馁，则邪机冰伏，每有半化半伏、欲达不达之症"（《温热逢源·卷下·伏温化热郁于少阴不达于阳》）；"伏温化热……邪热郁于血络，不得外达。其在于肺，肺主皮毛则为疹。其在于胃，胃主肌肉则为斑……凡外面斑疹透齐，即神清热解者为吉。若斑疹虽透，而里热不解，则热郁已甚，其势必有变端"（《温热逢源·卷下·伏温外窜血络发斑疹喉痧等证治》）。柳宝诒所论悉皆心得，今人临证应堪作借鉴。

4. 再分邪气兼夹以权衡标本缓急

柳宝诒辨别伏气温病，首先辨析六经形证，再审夹邪兼邪。伏温外发，有随春夏温热之阳气动而发者；若外不夹外感新邪，内不兼痰瘀食积，只要辨清六经形证，参以体质虚实治疗即可。但若因新感引动伏邪，或伏温而兼气郁、痰饮、瘀血诸宿病等，就须再做辨证。因"新邪引动伏邪之证"随时皆有，故"为时邪引动而发者，须辨其所夹何邪，或风温，或暴寒，或暑热"。而且，须审"伏邪与新感，孰轻孰重"；待明察新邪、伏邪轻重缓急，方可着手治疗。故柳宝诒继伏温从六经外发诸篇之后，撰"伏暑外夹风寒暑湿各新邪为病"一篇，详论新感邪气与伏邪相兼为病；结合时令、体质的差别，进行辨别，提出治疗原则。如"伏温而兼内伤者，则因内伤而留滞伏温，不得爽达。治之不得其法，每有因此淹缠，致成坏证者”。故柳宝诒另撰“伏气兼夹气郁痰饮食积瘀血以及胎产经带诸宿病”一篇，再论内兼气血痰瘀、胎产经带与伏邪的关系，及时病兼内伤的判定及治则。指出“中宫先有食滞，或因病而积，为热邪所燔，阻结于胃，劫烁胃津，此可攻之证也”。

由此可见，伏气温病，外证复杂，变化多端，或从阳化，或从阴化，或兼夹他邪而发，不一而定。因此，诊断上当分清标本缓急。亦即，“临病者，须将正气、邪气，表病、里病，新邪、旧邪，孰本、孰标，孰轻、孰重，孰缓、孰急，一一衡量得宜”（《温热逢源·卷下·伏温阴阳淆乱见证错杂》）。

5. 重视温病初发脉象舌苔之辨别

脉诊和舌诊，是中医最具特色的诊法，在温病诊断中亦不可忽略。柳宝诒在《温热逢源·卷下》中，撰有“论温病初发脉象舌苔本无一定”一篇，专门阐述伏气温病初发时的脉象、舌象特征。其中指出，温病的脉象，古人认为右手脉象大于左手脉象。这种情况，一般是指邪热之达于肺、胃者而言。伏气温病初发，邪热郁于少阴，或连及厥阴，左手关尺两部常出现弦数之脉。更有邪机深伏，郁湮不达，病象颇深，而脉象转见细弱不鼓之象；直到治疗时，托邪化热，脉象始渐见浮硬。这是因为肾气先亏，不能鼓邪外达，其病变必非轻浅。因此，诊断本病需要全面诊查病情，做到四诊合参，方能辨证准确。

临床常以舌苔的厚薄来判断邪气之深浅轻重。但这只是一般用来判别邪入于胃，邪在胃中蒸郁，其浊气上蒸的状态。对于隐匿之伏邪，由于病邪深居，并未涉及胃腑；虽邪热已剧，但仍不见有舌苔。再如，舌本为心、脾之营气所结，故营分有热，舌底必绛；心火亢盛，舌尖必红。但常可以见到伏邪深藏下焦，而舌底不见紫绛的情况。针对伏邪发病种种变异的情况，柳宝诒指出："故视病者，必细察见证，再合之色脉，乃有把握。若徒执脉象、舌苔，而求病之寒热、浅深，则误者多矣。"（《温热逢源·卷下·论温病初发脉象舌苔本无一定》）柳宝诒反复强调，其"阅历多年，确知伏温初起，凡病邪极深者，脉与证较多不合……故特表而出之，庶学人知所审择焉"（《温热逢源·卷下·论温病初发脉象舌苔本无一定》）。

（四）伏气温病之治疗

柳宝诒治疗伏气温病最精妙之处，在于运用补托一法的同时，能够权衡邪正盛衰，把握疾病发展的态势，损其有余，补其不足，立方虚实兼到，首创助阴托邪之法。不论新感伏气邪居何地，柳宝诒始终把掌握病因病机和证候表现作为治疗首要。伏气温病，病初外虽微有形寒但里热炽甚，故柳宝诒主张泄热除邪为治疗总则，其治疗上总体以"透邪"为第一要务，一方面因势利导，顺透伏邪，争取邪气或从外解或从中焦清泄；另一方面若寒邪内踞，损伤肾阳，以致阳虚无力祛邪于外，则治疗时应当温阳扶正，鼓邪外出；同时，伏寒内蕴久化热，最易伤津耗液，治疗时当注意兼顾津液，助阴而托邪。总以养阴与泄热两大法门予以概括——这也是柳宝诒治疗温病"助阴托邪"之法的中心思想，并且在治疗过程中，能够将"清、养、透、疏"诸法并用。

1. 扶正透邪外出为首要

立法则旨在扶正透邪。伏气温病的发生，虽"初无一定之径，外无一定之证"，但"其外达之路，或由三阳，或由肺胃"，总以邪气外达为顺，所以柳宝诒认为治疗伏温，透邪外出为首要，治宜"清泄里热，导邪外达"为主。

柳宝诒认为伏气温病是寒邪久伏化热，伏邪外发有两种不同形式：有因阳气内动而发者；亦有时邪外感引动而发者。两者虽同为伏气温病，但在临床表现和治疗上均有所不同。他认为前者"虽外有表证，而里热先盛”，故“初起治法，即以清泄里热，导邪外达为主”。“凡阳气内动，寒邪化热而发之证，外虽微有形寒，而里热炽甚，不恶风寒，骨节烦疼，渴热少汗，用药宜助阴气，以托邪外达。”对于这类伏气温病，病初外虽微有形寒，而里热炽甚，所以柳宝诒主张泄热以除邪是治疗总则，推崇泄热透邪的黄芩汤加豆豉元参方，其曰：“初起时，其外达之路，或出三阳，或由肺胃，尚未有定程，其邪仍在少阴界内……愚意不若用黄芩汤加豆豉、元参，为至当不易之法。”柳宝诒强调，伏气温病为寒邪久伏化热、迨春夏阳气内动，由少阴而外出，虽外有表证，而里热先盛，治以清泄里热，导邪外达为主，故选用黄芩汤加豆豉元参方。方中黄芩汤泄热、豆豉入肾经透邪、玄参养阴，将清、透、养三法熔为一炉，凡伏温初起而邪热未离少阴者均可用此方治之，充分体现了柳宝诒治疗伏气温病的学术主张。黄芩汤治疗温病前贤论及较多，张璐、叶天士等都把此方作为治疗温病伏热在里的代表方，意在主用苦寒之品以清泄里热，体现了治疗伏温的治疗大法。至于临证具体用药，还应根据病情进行加减，柳宝诒在原方中加入豆豉、玄参寓有深意，堪作临床参考借鉴。

治疗新感引动伏邪之温病，柳宝诒认为首先须根据所夹之风温、暴寒或暑热等不同而随证施治，又须权衡新感与伏邪之孰轻孰重以定其治法，如夹新邪轻者，可在清里热的同时参入疏解宣散之品——桂枝、葛根、柴胡，自当参用；若新邪重者，当先祛新邪，后去伏邪，不可予设成见。这种治疗主张，主要是强调扩拓伏邪透出之路的重要性。另外，根据病证的不同，柳宝诒还强调通过攻下之法以逐邪，曰“温热病热结胃腑，得攻下而解者，十居六七”（《温热逢源·卷下·伏温热结胃腑证治》）。柳宝诒认为温热病多数会发展到阳明腑实证，所以使用攻下的机会甚多；另一方面是由于攻下法对于驱逐病邪具有很明显的作用，所以多需采用攻下才能奏效，提出以大黄攻下泄热。柳宝诒认为，攻下药如大黄，本非专为积滞而设，而有泄热、解毒、疏癖化痰、疏泄积气等多种作用，所以攻下的实际作用并不限于攻下肠道内的积滞燥屎。温病热结于胃，粪多酱色而清，热蕴日久，粪如污泥，或用清泄之剂，而致便泄稀水，坚粪不行，而成旁流者，往往有停一两日再行，有行至五六次，多者十余次者。因此，柳宝诒提出，以大黄攻下泄热，既不能拘于燥屎又不可拘于一两次便下而止，应根据病势全局，以邪热除尽为度。这一认识在吴又可《温疫论》的基础上又有了进一步的发展。再如，伏邪一律外透，邪热熏灼肺胃，可清泄胃热，开透肺金。若伏邪内燔营血，或外窜血络，则采用化斑透疹凉血泄热之法以导邪外出，若伏邪内陷手足厥阴，发生痉厥昏蒙等症，仍须先为热邪寻出路，以冀不使伏邪乏透出之路而内闭。总之，因伏邪性属里热，病势以外出为顺，故清透泄热，为柳宝诒治温第一大法。

2. 养阴助阳托邪外出为根

对于伏温从少阴初发，阳气内动而发的情况，柳宝诒认为用药宜助阳气以托邪外达，勿任留恋。《柳宝诒医案·伏温·赵案》言："但助其阴，而不鼓动其阴中之阳，恐邪机仍深伏而不出。拟于大剂养阴托邪之中，佐以鼓荡阳气之意，俾邪机外达三阳，方可着手图治。"若伏邪为时邪引动而外发，"须辨其所夹何邪，或风温，或暴寒，或暑热，当于前法中，参入疏解新邪之意……须权其轻重缓急，以定其治法，不可豫设成见也"（《温热逢源·卷下·伏温从少阴初发证治》）。此诚为圆机活法。柳宝诒治温病时，常在一派滋阴泄热药中，斟加少量麻黄、附子、桂枝等，或用麻黄汁制豆，或附子汁制生地黄以动少阴沉寒，从而达到助阴浸阳托邪之目的。在热病中果敢地运用扶正助阳之法，特别是以温肾阳为主堪称一绝。柳宝诒认为，"伏温之邪……本因肾气之虚，始得入而据之"。又据温病必伤阴液，故主张扶正托邪为本以便助肾鼓邪外出。"至扶正之法在温病以养阴为主"，若"但助其阴，而不鼓动其阴中之阳，恐其邪机仍深伏不出"。故主张在养阴之中少与助阳之品这才是扶正托邪之奥义。

柳宝诒依据临床所见，提出“有温邪化热已出三阳，而未尽之邪尚有伏于少阴而未化者……其热有半出于阳，半恋于阴者”（《温热逢源·卷下·伏温由少阴外达三阳证治》）。前者为肾气不充，“专用凉泄，则邪机愈滞，设用温化，又属抱薪救火”，主张以仲景少阴病治疗为例，用“麻黄汁制豆豉，附子汁制生地”，参“凉肝息风治标之药”；后者乃阴气不足，况“邪已化热，则邪热燎原，最易灼伤阴液，阴液一伤，变证蜂起，故治伏温病，当步步顾其阴液”，且滋阴可以保肺，达邪为了清里，乃有“助阴托邪”之立法，其推崇西洋参、生地黄、石斛、沙参、白芍、麦冬等，“无论发表、攻里剂中，均可加入”。综观柳宝诒扶正透邪之论，虽有温托之义，然毕竟为或见之例，“在温病以养阴为主，以温热必伤阴液也”，至于夹邪新感，则强调分别缓急而兼治，“伏邪重者，仍当以伏邪为主”，要“随机应变”各有出路。对于有伤阴伤阳之偏重的情况，柳宝诒认为其治法不一，各有偏重。对于寒邪潜伏少阴，寒必伤阳；肾阳既弱，则不能蒸化而鼓动之，则邪机冰伏，导致半化半伏、欲达不达之症，因此对于恋于阴分而未化的情况，柳宝诒认为“此肾气不充，宜兼温托”。对于热有半出于阳，半恋于阴的情况，柳宝诒认为“此阴气不足，不能托邪，当兼养阴”；对于兼变之错杂证，柳宝诒认为“已有热扰厥阴之险，清泄之药不容缓，而内伏之邪，又以肾气内馁，不能化达，设专用凉泄，则邪机愈滞，设用温化，又属抱薪救火”，“治此则碍彼，治彼则碍此者，其用药更难措手”。临证之时，须根据患者临床证候仔细辨别，才可施药治疗。

3. 步步顾其阴液为本

前人治温病之法：如《千金》用阳旦汤，则偏于太阳；陆懋修用葛根芩连汤，则偏于阳明；张璐用小柴胡汤，则偏于少阳；至喻昌之麻附细辛，则过于猛悍；叶天士之辛凉清解，则失之肤浅。柳宝诒对邪伏少阴的辨治，十分重视顾护阴液，对前贤的治法做了一定的“批评”。柳宝诒认为：“其或邪已化热，则最易灼伤阴液，当步步顾其阴液。”当初起时，其邪仍在少阴界内，外达之路尚未有定程。以上各家立方虽各有所失，亦各有所宜，不可因柳宝诒之言而废弃，应根据临床具体见证加以选择。

柳宝诒慎用辛散解表药以护阴。在伏气温病中，因为存在风寒引动伏邪这个特殊病机，须用辛温解表药，柳宝诒认为：“新邪引动伏邪之证，随时皆有，治之者，须审其伏邪与新感，孰轻孰重。若新感重者，先撤新邪，兼顾伏邪；伏邪重者，则专治伏邪，而新感自解。”一般认为，欲撤新邪须用辛温，但柳宝诒不是滥用柴胡、葛根、荆芥、桂枝诸如此类辛散解表药，而是议定只有在恶寒无汗之时参用。若里热已甚，热象外扬，则应弃之。这些思想在《柳宝诒医案》中得到充分的验证，众多新感引动伏邪案例中，辛温解表药很少用，即使应用，也必定有严格指征，其目的就在于顾护阴液。

清热时考虑到运用清热养阴法，“盖黄芩为清泄里热之剂……再加元参以补肾阴，一面泄热，一面透邪”。充分认识到这一阶段，正气已经在伏邪潜伏过程中暗中消耗，所以顾护正气尤其显得意义重大。伏气温病，郁热内耗，易伤阴液，阴液一伤，变证多出，“留得一分津液，便有一分生机”，顾护阴液，扶正祛邪，是治疗伏气温病的又一大法，不容忽视。

柳宝诒主张缓下，认为“古法用大承气下之，吴鞠通改为调胃承气，甚合”。在运用泄下药的基础上，加增液养阴之品，均体现了缓下存阴的用意。

柳宝诒提出的“当步步顾其阴液”的治疗观承前启后，对温病学影响深远。伏寒化热，最易灼阴。冬寒一旦酝酿成温而化热，最易灼伤阴液。伏寒内郁化热即为阳邪，阳邪伤人之阴也。阳盛者，阴必虚，而阴虚者，阳邪反盛。阳盛阴虚可以总括伏温内发的病机特点。故顾阴与泄热为伏气温病治疗的原则，也是柳宝诒治温的中心思想。阴液伤，变证蜂起。阴液存亡是温热病尤其是伏气温病预后转归的关键。温热邪气亢盛，劫烁津液，阴液损伤，精气耗竭，变证蜂起而出现各种危候。如《素问·生气通天论》中所言：“阳强不能密，阴气乃绝；阴平阳秘，精神乃治；阴阳离决，精气乃绝。”因为伏气温病本已是冬不藏精，肾阴不足，在发病之后，里热炽盛，更易灼伤阴液，而阴液一伤又会引起许多变证，出现恶候，故柳宝诒强调“治伏温病，当步步顾其阴液”。

综上所述，柳宝诒治疗伏气温病以养阴、助阳、透邪为其大法。在临证之时，要根据阴伤、阳馁、伏邪及其兼夹新邪内伤的具体情况，侧重选择。而“养阴助阳托邪”之法的创立，确为温热病的治疗开辟了一条蹊径，值得后人深入研究和借鉴。

（五）用药特色

柳宝诒虽名噪于伏气温病之说，其临证经验亦甚是丰富，内、外、妇、儿各科均有涉猎，且疗效显著。笔者分析其原因有二：一是得益于其扎实的理论基础而辨证明晰幽微；二是其注重医理和药理的紧密结合，用药灵活考究。柳宝诒多选用道地药材，其制法多变，有不少严遵古法之处，亦颇多推陈出新之处，其改良药及秘制药更是药效独到。柳宝诒善以不同的炮制方法转化药性，改变药用，或制药之劣性，或保护阴液，或扶助正气，或引药归经，或相须为用，或助邪外出，以增强药物疗效或扩大治疗范围。此外，柳宝诒常一药多用，效力恰当，大大提高了临床疗效。柳宝诒的用药制药特色为后世临床用药开阔了思路，值得借鉴。

1. 善用膏方按体滋养

章次公先生在《药物学》一书中说：“膏方之制，不见仲景、思邈之书，即金元四家亦未尝有焉，溯其所自，实始于明代注重血肉有情之品，为虚羸不足者辟一新途径。”膏方是传统中药剂型之一，历史上江浙沪一带的医生喜用膏方以冬令进补，因其作用持久、疗效确切、携带及服用方便，能调体及祛病延年而深受广大群众欢迎。

柳宝诒治温病，注重助阴托邪方法，临证辨证细致，立法有度，善用丸散膏丹调治多种病症，尤其善用膏方来调理体质虚弱及病后阴伤或营阴不复者，其处方严谨，治病辨证识体，务求药人相应；并注重护理用药以育阴滋补为主，但并不拘泥于此，其根据具体情况常加入治病之药。柳先生制膏，药材考究，用药地道，技艺精湛。每每用膏方药时，注意患者的体质状态，重视滋养阴液。其疗效可靠，从其膏方病案中便可见一斑。

案例 1

病后营阴未复，稍涉劳动，即觉内热盗汗，舌红，皆阴血偏虚之象，方以滋阴养营为主，参入清阴可也。大生地、归身、白芍、丹参、丹皮、软白薇、生鳖甲、牡蛎、党参、砂仁、麦冬、新会皮、刺蒺藜、菟丝子、女贞子、甘杞子，煎汁沥清，文火慢熬，烊入阿胶，白蜜收膏，每晨空心，开水送下。

——《柳宝诒医案·盗汗·章案》

案例 2

梦泄之证主乎肾，实生于肝，以肝火一动，必求疏泄故也，惊惕心烦，少寐多梦，肝阴虚而肝阳浮也。近日忽作吐红，或见血丝血点，肝胆之火，游溢经络，上乘心肺，腰脊肢体酸痛无力，而总偏于左半，乃阴气不足之故，拟方养阴泄肝，兼佐填补肾阴之法。西洋参、生熟地黄（各）、天冬、丹皮炭、黑山栀、牡蛎、黄柏（盐水炒）、春砂仁、白芍、制马料豆、杜仲（盐水炒），煎汁滤收，加清阿胶，白蜜收膏。

——《柳宝诒医案·遗精·盛案》

案例 3

营阴不足，肝血素亏，近因泻痢，脾胃两困，肝木横克，中土受伐，脉象虚软弱数。好在虚能受补，可用培补肝肾，健脾泄木，清养胃阴之法以膏代煎，缓缓调之。潞党参、西洋参、生熟地黄（各）、淡天冬、甘杞子（酒炒）、野於术（蒸熟炒）、怀山药、东白芍、金石斛、宣木瓜、川怀牛膝（各）、春砂仁、潼刺蒺藜（各）、蜜麦冬、菟丝子（酒炒）、粉归身（蒸熟炒）、广陈皮，上药如法制炒，煎汁滤清，烊入阿胶四两，炼蜜八两，酌加冰糖收膏。

——《柳宝诒医案·痿痹·戴案》

案例 4

高年营液久耗，不能滋养筋络。肢节间时作掣痛，皮肤不泽，行动少健。当通利筋节，滋养营阴。党参、熟地、归身（炒）、白芍（酒炒）、川断肉（酒炒）、巴戟肉（酒浸）、怀牛膝（盐水炒）、黄芪（炙）、杞子（酒蒸）、川牛膝、木瓜（酒炒）、菟丝子（酒蒸）、杜仲（酒炒）、砂仁（盐水炒）、潼沙苑（盐水炒），煎汁熬收，烊入虎骨胶二两，鹿角胶二两，阿胶四两，再加炼蜜收膏。

——《柳宝诒医案·肢体痛·吴案》

按：以上四案均注重患者的整体状况，以滋养阴液为制膏大法，再据具体情况加味变化。章某病后盗汗舌红为阴血亏虚；盛某之梦泄、惊惕心烦、少寐多梦、吐红、腰肢无力为肝肾阴虚；戴某之素体虚弱，泻痢脉虚为肝肾阴虚、脾失健运；吴某年老营液久耗，不能滋养筋络，不荣则痛而见肢节疼痛。故用药上章某以滋阴配合养血药，盛某以滋阴伴用补肝肾药，戴某以补肝肾、健脾养胃滋阴，吴某滋阴配以通利筋节之药。而此等虚证，柳宝诒善用膏剂缓缓调之。

案例 5

向患肝木不平，时作撑痛胀满。于法自以疏化为主，绝无培补之理。乃木郁化火，胃液被其燔灼，则津液宜养也，木动生风，肝阳因而煽越，则潜息宜急也。所虑者，滋补愈增其壅，疏通愈耗其阴，治此碍彼，此调治之所以难也。兹拟以膏方滋营养液，临卧服之；以丸剂疏木和脾，清晨服之。出入互用，庶几两得其平，勿致久而增弊耳。西洋参（元米炒）、麦冬、炒归身、白芍（土炒）、大生地（炙松）、炒丹皮、黑山栀、石决明（盐水煅）、甘杞子（酒炒）、滁菊花、制马料豆、茯神、霍石斛（米汤拌蒸）、太子参、刺蒺藜、酸枣仁（炒），煎取浓汁，滤净，烊入阿胶，炼白蜜收膏。丸方：金铃子（酒炒）、延胡索（醋炒）、制香附、小青皮（醋炒）、春砂仁、广木香、白芍（土炒）、炙鸡金、川朴、长牛膝（盐水炒）、木瓜（酒洗）、吴萸（川连同拌炒透）、沉香片（勿见火）。上药共为细末，用陈香橼煎汤泛丸。清晨开水送下。

——《柳宝诒医案·肿胀·竺案》

按：本案是肝火偏盛所致。治疗上应以疏化为主，绝不可滋补。但是木郁化火，木火侮土，久病必伤胃之阴液。胃液被其燔灼，则津液宜养，但是木动生风，肝阳因而煽越，则潜肝息风宜急。柳宝诒在用药上考虑到滋补阴液会增加壅塞，疏通会更加消耗其阴，治此碍彼，此调治之所以难也。因此，柳宝诒“兹拟以膏方滋营养液，临卧服之；以丸剂疏木和脾，清晨服之。出入互用，庶几两得其平，勿致久而增弊耳”。柳宝诒在用药上善于多种剂型合用为其治疗用药一大特色所在。

2. 秘制古方为今所用

柳宝诒将许多丸散膏丹的制药方法都录入《柳致和堂丸散膏丹释义》，其中包含了他多年的制药心得体会。柳宝诒制药讲究遵照古法，结合临床治验，严格炮制，不仅要食古，更贵乎化裁。他反复研究，修改配方，改良或秘制多种丸药，均能针对疾病起到独特疗效。例如：柳宝诒自制保赤金丹，凡小儿时感重证，每每起痉发厥，其因不论痰热惊积，均可服用，此丹擅长化痰镇惊，泄热导积，主以清肝息火为主，“较之寻常惊丸有宣泄之功能，而无攻窜之流弊”；柳宝诒秘制半夏，博稽古法，择其精粹可师者，依法修制，使之“有化痰降气之功，无耗液伤津之弊”，凡痰饮、咳嗽、呕逆、气冲等证，多服久服，痰气自平；柳宝诒秘制带下丸，“此方合封髓、茯菟两方，更参以除湿固下之品”，凡妇女面黄肌瘦、赤白带下，均可服用，为女科之要药；柳宝诒加味左金丸，柳宝诒虑古人左金丸方“苦泄辛开而无酸摄之功，犹未尽治肝之能事也”，故“仿仲景乌梅丸法再参入疏气之品”，肝气不平，胀痛呕逆者，服之效佳；因姜性辛热散表，助热逼汗，痧证每每忌之，但柳宝诒将姜“如法澄漂去其辛烈之性，再合芳香解毒逐秽之品，庶几有通神去秽之功，无燥热辛散之弊”，凡一切时痧均能治之，有孕者勿忌。此外，诸如“柳致和堂”秘制的圣济大活络丹、人参再造丹、保赤金丹等更是远近闻名，“柳致和堂”的滋补药酒五加皮酒、玫瑰酒曾获得 1915 年“巴拿马万国博览会”银奖。

3. 缓其药性顾护阴液

柳宝诒治疗伏气温病善于在滋阴药物中加入温肾阳药物，以助肾阳托邪外出之力，但又恐温阳燥热之品损耗肾阴；在清泄伏温邪气之时，又恐寒凉之品伤及正气。因此，柳宝诒常采用不同的药物炮制方法，缓其药性为其所用。如菟丝子，性温，味甘，补肾益精，养肝明目，柳宝诒在治疗脾肾两亏、气虚阴伤之淋浊时，将菟丝子制以“盐水炒”，一则盐水清降，可制其温燥之性，免伤津液；二则盐水可引药入肾经，平补肝肾，增强补肾固摄之力。墨旱莲，味甘、酸，性寒，滋补肝肾，凉血止血，柳宝诒在治疗邪热合肝火伤阴而迫血之咳血时，用“米汤拌蒸”墨旱莲。热邪伤阴迫血，用墨旱莲凉血止血，但墨旱莲性寒，米汤可缓其寒性，以免伤阳。麦冬，味甘、微苦，性微寒，归心、肺、胃经，能养阴生津，润肺清心。《景岳全书》曰：“便滑中寒者勿设。”而柳宝诒将麦冬“炒黑”，治疗脾阳受损，胃阴不足，痰气内滞之痢疾。虽脾阳不足，但炒黑可缓其凉性，以免滑肠，又存滋养胃阴之效。

4. 常借药力导邪外出

伏温之邪，可乘春阳之气而外达，亦可以肾气暗动，始能鼓邪化热而外出。无论哪种途径，伏邪都有向外透达之势。柳宝诒常因势利导，借助药力透邪或托邪外出。如鲜生地黄，以“薄荷六分同打”治疗疹后余热上灼肺金之证，借助薄荷辛散之力，透余邪外出；以“豆豉打”治疗邪伏少阴而阴分不足，不能托邪，借助豆豉解表透邪之功；以“苏叶同打”治疗气滞阴涸兼有痰浊之疟痢，借助苏叶解表散寒、理气宽中之效，此乃柳宝诒“养阴法内仍参疏化之意”。另外，瓜蒌仁以“元明粉炒”、瓜蒌皮以“元明粉化水拌”治疗正虚邪险伤阴，意在借其泻下之力，使伏热泄而存阴；乌梅丸中将乌梅“醋炙”治疗寒热错杂之脏厥，意在急泻厥阴；生地黄以“制附子煎汁拌炒”“生姜炭煎汁拌炒”“桂枝煎汁，炒”等意在补阴同时以温阳，助阳托邪。麦冬与“川连包扎刺孔”，治疗湿阻中焦化火，热入厥阴，阴虚火旺之证，麦冬可养胃阴，黄连可清热泻火，两者合用即为柳宝诒所论“存阴以泄热，泄热以存阴”之具体应用。

5. 重视配伍增强药性

纵观柳宝诒医案，笔者发现其喜用药对并且重视配伍来增强药物疗效。如柳宝诒使用阿胶，以“蒲黄粉拌炒”“蛤粉炒”“青黛拌炒”“地榆炭研末炒”“牡蛎粉炒”“生研，蛤黛散拌炒”“酒炒川连、地榆炭，二味研末，拌炒”，治疗各种火盛伤阴之血证。使用牛膝，以“吴萸炒”，治疗木旺伤脾之胁痛，增加顾护脾胃之功；制以“桂枝炒”，治疗肝气上逆，气滞经阻，添其合营通络之功；制以“红花煎汁拌炒”“红花酒炙拌炒”，治疗肝气郁陷，营络不通之腹痛及正虚血瘀腹痛，增其活血通络疏瘀之功；制以“清盐水拌炒”，治疗肝火上炎，损及肺肾，取其清降之意，引火下行；制以“苏木炒”，治疗肝火损伤营任之衄血；制以“制附片煎汁拌服”，治疗脾阳不足湿蕴之跗肿，附子性大热，助牛膝散寒除湿，通利关节，其性走散，可散湿郁助脾阳；制以“酒炒”，治疗风痰窜络之类，以加强牛膝滋补肝肾之力，濡养经脉，祛风通络；制以“秋石化水拌炒黑”“秋石化水拌收”，治疗肝肾阴虚阳浮和肝肺阴虚阳浮，以秋石滋阴降火，辅助牛膝引火下行，滋阴敛阳；制以“吴萸煎汁拌，亦风化硝化水拌”，治疗脾气虚，湿痰阻滞经络之月经不调，以吴茱萸顾护脾胃，风化硝加强祛痰湿之力，且风化硝比芒硝性缓，既能除痰湿又不致泻下伤阴。柳宝诒炮制滑石方法多样，与“薄荷同研”，治疗邪热内伏未清，滑石质重，不能清透，加薄荷同研，可以借其疏散之力透伏邪外出；与“辰砂拌”，治疗肺脾气虚兼有伏热之暑疟，柳宝诒方中包括滑石、甘草两味，成六一散，取清暑利湿之意；与“杏仁同打，绢包”，治疗湿热蕴肺之咳嗽，滑石清热祛暑，杏仁同制可增加其止咳、下气、祛痰之功；“加入血余炭，甘草同包”，治疗正虚邪热留滞营中之血淋，血余炭有消瘀止血之功，甘草与滑石配伍有甘寒生津之意，使小便利而津液不伤；与“红花同研”，治疗肝肾瘀热之小便淋闭，滑石重在清热利尿通淋，制以红花增加活血散瘀之功；与“蔻仁同包”，治疗湿阻中焦，瘀滞经络之失血发热，取蔻仁行气化湿和胃之功。

柳宝诒喜用药对并非简单地将两药同时使用，而常将两药互制以后使用，增强药对功效。如，淡干姜与“川连炒”，治疗脾肾两亏、痰湿内蕴之跗肿，黄连制其燥性，两药一阴一阳，取寒因热用、热因寒用之意，使阴阳得济，痰湿得化，而无偏胜之害；淡干姜与“五味子同打蜜汁炒黑”，治疗寒饮伏肺之痰饮，柳宝诒此举是师张仲景小青龙方之意，“干姜温脾肺，是治咳之来路，来路清则咳之源绝矣；五味使肺气下归于肾，是治咳之去路，去路清则气肃降矣。合两药而言，则为一开一阖，当开而阖是为关门逐盗，当阖而开则恐津液消亡，故小青龙汤及小柴胡汤、真武汤、四逆散之兼咳者皆用之，不嫌其表里无别也”（《医学衷中参西录·五味子解》）。

再用蜜制是为缓干姜热性，以防伤阴。川连时常与“吴萸炒”，或使用吴茱萸时以“川连同炒，炒透”。川连配吴茱萸即为左金丸，功能清泄肝火，降逆止呕。柳宝诒将两者同炒配伍使用，即是取左金丸之意，但又有偏重不同。“川连苦寒，佐以吴萸之辛热则引之入肝”，加强清泄肝火之力。治疗肝郁犯胃，阴伤阳亢之胀满，肝胃气郁为病根，且胀满症急，予吴茱萸加川连炒，以疏肝和胃为主，清热泻火为辅。金铃子合小茴香，柳宝诒制金铃子多用酒炒和小茴香炒两种方法。金铃子“酒炒”，治疗久痢体虚肝气犯胃兼下注为痢，金铃子性寒，酒性热，酒炒可缓寒性，以免更加伤正。

6. 引药归经提高疗效

柳宝诒重视六经形证，善于炮制之法引药归经。如细柴胡和解表里，疏肝升阳，“醋炙”治疗木陷土郁之鼓胀，可引药入肝经，增强疏肝理气之力；莪术破血祛瘀，行气止痛，“醋炒”治疗正虚血瘀腹痛，可重入肝经血分，增强破血消癥止痛之功；山药补益脾胃，益肺滋肾，“土炒”治疗久病伤阴阳浮兼脾虚，可借土气入脾，补脾养胃；鲜生地黄清热生津，凉血止血，与“豆豉打”治疗伏邪郁而化热，黑豆豉能解表除烦，归肾经，引生地黄入少阴清伏热，同时护阴。香附理气解郁，调经止痛，以“童便制”治疗肝脾气郁之月经不调，引药入阴分，加强调经之力；潼沙苑（又名沙苑子、潼蒺藜、沙苑蒺藜）补肝益肾，明目固精，以“盐水炒”治疗瘀热阻于肝肾，损伤营阴兼肾气不纳之咳逆，可取盐水入肾经，清降之意，引药下行，平补阴阳，增强补肾固精纳气之力。黄连清热泻火，以“酒炒”治疗伏温日久正虚邪恋、阴虚火旺上扰之证，黄连酒炒可引其药性上行，清泄上焦之火。

柳宝诒对于疾病，病因病机清晰明了，辨证细致准确，治法有理有据，用药地道考究，药物炮制精良，值得我们效仿。

柳宝诒

临证经验

柳宝诒是晚清的温病学家，在伏气温病的诊治方面卓有建树。现代学者对其临床经验的整理研究，主要依据张耀卿整理的《柳宝诒医案》。纵观此部医案著作，可见柳宝诒对于外感温病，尤其是对伏气温病的治疗，可谓别具匠心，独树一帜。此外，对于某些内科杂病，如疟疾、痢疾、肝病、痰证，以及妇人和小儿疾病的诊治，亦具有丰富的经验和良好的疗效。其理法方药，体现纯正和缓之风，论述亦详略得当；医案书写完备规范，文字精辟流畅，可窥其功底之深厚，治学之严谨。然较为遗憾之处，为医案中均未记录药物剂量。以下仅选择《柳宝诒医案》以及《温热逢源》中的部分典型医案加以介绍，并简要分析其辨证、治疗及用药特点。

一、外感温病

（一）伏温

柳宝诒尤为擅长治疗伏气温病，在《柳宝诒医案》中共计39例，为各类病症之最，且多为复诊病案，最多者为复十七诊。柳宝诒强调伏气温病的外因为冬寒，邪伏的内因为肾虚，而久伏化温为邪伏之关键。至于病势之轻重，因人而异。伏邪由内而发，其从阴从阳，入脏入腑，或因经气之虚而袭之，或因平素有病夹发，初无一定法程，俾邪机速达，不致内滞，即属佳象；若乘脏气之虚，窜入厥阴，即成险候。因伏气温病由内而发，自里外达，初起即有里热亢盛，治疗应以清泄里热为主，务使少阴伏邪透达于外。出现变证、兼证，就需要针对不同情况，随机立法，并随其初发时六经兼证的证候而随证加减。笔者总结其经验如下：

1. 伏温从少阴初发之证治

柳宝诒指出，由于阳气内动，寒邪化热而发之伏温，患者外虽微有形寒，而里热炽甚。治当助其阴气，以托邪外达，勿任伏气留恋。凡温邪初起，邪热未离少阴者，常用黄芩汤加豆豉、元参。柳宝诒在其《温热逢源》中指出："豆豉为黑豆所造，本入肾经……且性味和平，无逼汗耗阴之弊，故豆豉为宣发少阴伏邪的对之药。再加元参以补肾阴。一面泄热，一面透邪，凡温邪初起，邪热未离少阴者，其治法不外是矣。"另外，对于兼夹外感，或兼内伤，或邪虽未脱少阴，而已兼有三阳见症者，均宜临证参酌施治。

案例

发热作于午后，盛于夜间，衰于寅卯，此邪机郁于阴分。缘阴气不充，不能托邪外达，四五日来，未得畅汗，舌红而不绛，苔白而不燥，口干而不渴，但觉腰酸头晕，热甚则烦躁谵语。此温邪深伏少阴，尚未外达气分。治法宜从阴经疏达，不可拘执外感风寒，而温散其表也。录方候商。鲜生地（豆豉打）、荆芥（炒）、带心翘、青蒿、赤苓、白前、广郁金、菊花、茅根肉、朱灯心。

二诊　伏温之邪由少阴而发，邪机已深，不能外达，总由少阴阴阳两弱，不能鼓邪所致。脉象左手细数弱，尺脉弱不应指。腰脊酸板，耳聋不聪，发热夜盛，神情不爽。病经五六日，汗泄未畅，大便日解，或溏或泄，而病势依然不增不减。此病之机关，在目下不系于汗便之通窒，而系乎少阴经气之盛衰。尝读喻嘉言《尚论后篇》，少阴温病，凡正虚不能托邪者，必用麻附细辛汤，以温经托邪，其用意仍不免偏于伤寒一面。但寒伤人之阳，温病烁人之阴，而其为正虚邪陷则一也。仲景既立助阳托邪之法，以治伤寒；从对面推想，岂不可用助阴托邪之法，以治温病乎？惟但助其阴，而不鼓动其阴中之阳，恐邪机仍深伏而不出。拟于大剂养阴托邪之中，佐以鼓荡阳气之意，俾邪机得外达三阳，方可着手图治。生地（附片汁拌）、鲜生地（豆豉打）、元参、桂枝、白前、归身、淡芩、白芍、茅根肉、童便。

三诊　昨与养正达邪，以托少阴之法，腰板得和，热势较盛，口燥渴饮，邪渐有外达之象。左手脉象，亦见稍畅，惟尺脉尚未弦数，少阴之得补托而渐透。然少阴之虚不能遽复，即邪势不能遽平也。拟方从前法而小其制，再进一层，以观动静。生地、鲜生地（豆豉打）、鲜石斛、元参、淡芩、归身、黑山栀、西洋参、白前、茅根肉。

四诊　伏气发温，本由少阴外出，而肾气虚馁，不能托邪。初起腰膝酸强，邪窒于阴络也。神糊耳聋，热溃于阴经也。缠绵一候，曾经清托，邪机渐得外达。刻诊左脉弦数，尺部浮动，右脉虚数，尺寸细弱。今日热象外扬，而大便溏泄，热亦随之下泄。舌色嫩红无苔。鼻煤气促。肺胃津液先亏，恐不胜里热之燔灼。似宜一面托邪，一面清化，虚实兼顾，庶不致因虚生幻也。鲜生地（豆豉打）、西洋参、大生地、白前、带心翘、淡芩、牡蛎、元参、茅根肉。

五诊　脉象调畅，小溲通利，得汗后腰脊松动，热势转入阳分，是属佳境。惟两日来大解之溏泄较减，胃腑之浊渐有融化之意。今视舌苔由白转黄，即其候也。足踝一节，独不发热，足三阴尚有未尽疏通之处。早晨热来时烦躁不静，神糊指蠕，此由内蕴之邪热，欲达不达，而内溃于厥阴之界也。刻当疏达阴分之邪，俾得渐达于阳明，勿内溃于阴分。候腑热既聚，冀得一下而净，乃为顺手。鲜生地（豆豉打）、鲜石斛、羚羊角、西洋参、知母、丹皮、黑山栀、带心翘、淡芩、净钩钩、牡蛎、茅根。

——《柳宝诒医案·伏温·赵案》

按：本案为助阴托邪法。本患为温邪深伏少阴，尚未外达气分之证。初诊治法宜从阴经疏达邪气，不可拘执外感风寒，而温散其表。但其伏温之邪由少阴而发，邪机已深，不能外达。柳宝诒认为由于少阴阴阳两弱，不能鼓邪所致。拟于大剂养阴托邪之中，佐以鼓荡阳气之附子，俾邪机得外达三阳。三诊以后，热象外扬，邪渐外达，即撤去桂枝、荆芥等温散药；加石斛、羚羊角、牡丹皮、知母、玄参、牡蛎等增液敛阴药及夏枯草、焦栀子、枳实、竹茹泻肝涤痰之品，使伏邪由内而出，至此始告清肃。温病热在上焦，由表及里为逆；热伏中、下二焦，由里达表为顺。柳宝诒论治伏邪，谓"滋阴即可以保肺，达邪正为了清里，阴不复，伏邪即无透达之机"，故主张助阴托邪之法。

2. 伏温外达三阳之证治

柳宝诒指出伏温不恋于阴，而外达三阳经证，病机为最顺，而何经虚则发为何经之证，阴气虚则恋于阴分。对于外达于三阳经之证，其治疗以清热透邪外出为基本治疗原则。临证之时，根据兼新感或是内伤的不同再加减用药。如太阳则恶寒发热，头项疼，腰脊强，治宜豆豉、黄芩，合阳旦汤。阳明则壮热鼻干，不得卧，治宜豆豉、黄芩，合葛根、知母等味。烦渴多汗，狂谵脉洪，又宜白虎汤。少阳则寒热往来，口苦胁痛，治宜黄芩、豆豉，柴胡、山栀等。另外，柳宝诒也指出，有温邪化热已出三阳，而未尽之邪尚有伏于少阴而未化者，此肾气不充，宜兼温托；即或全数化热，而其热有半出于阳，半恋于阴者，此阴气不足，不能托邪，当兼养阴。用药总宜随证化裁，方能应手取效。

案例 1

病始于六七月间，先患三疟，至中秋前已止。止后稍涉劳动，即服参术补品四帖。至八月二十三日，寒热又作，遂日作不休止。九月初一日，寒热将退之时，陡然头晕目暗，魄汗肢厥，几有虚脱之势，越两时而定。此后遂卧床不起，寒热如前，而每日必迟至两时许，迄今又将近月，胃纳不甚减，大便自调。从前所服之药，多是暑湿门套方。细参此证，似与寻常暑湿之症不同。盖伏暑初发，其邪由募原溃于胃腑，必有痞满呕恶等症，而此均无之。其热来时，两颧红色光亮，正与《热病篇》太阳之脉色荣颧骨、少阳之脉色荣颊前两节相合。寒热时作，小便必频数而遗。八月中，病初重时，先曾遗泄两次；每值热来，自然目暗无光，视他处其目睛眴动不定。外热已甚，而自觉脊背、大髎骨节中，尚寒栗不已。以上所见病情，均属伏邪化热，由少阴外达于太少两阳之象。惟体质不甚坚实，正虚不能托邪。一月以来，病机无甚进退。脉象弦数右硬。舌苔白色渐腻，热来则燥，热退仍和。发过白痦两次，而仍不见松象，足见此病与肺胃两经无甚关涉。自九月初，左胁结瘕渐大，时作撑痛，得矢气略觉松轻，是邪机郁于少阳之象。邪之未动者，伏于少阴；已动者，又郁于少阳。郁久而发，其势必暴。刻下图治，在少阳者，宜疏之；在少阴者，宜托之。少阴无出路，太阳其出路也。姑拟方用豆豉、生地、元参、柴胡、黄芩、白芍、牛膝（桂枝炒）、生牡蛎、生鳖甲、白薇、茅根、青皮。此症用药，甚难着手。方中以柴、芩、鳖甲、白芍、青皮，外疏少阳。豆豉、生地、元参、牡蛎，助少阴以托邪。桂枝、牛膝，温中化寒，兼开太阳之路。茅根助柴胡疏少阳升发之气。药味虽浅无奇，而已颇费经营。服后苟得寒热渐清，热来渐快，得汗渐畅，即是伏邪外达之佳象。倘邪机不顺出于三阳，而内陷于三阴，则变象更难预料。

二诊　伏邪由少阳而出，寒热往来，久疟不止。气分之邪由汗痦而透。此邪之伏于少阴者，因气分不充，无力托邪，仍未外达。舌苔黄厚，目黄，太阴之湿与内热相蒸。两便不爽，湿热留滞。病久正虚，须得药力以鼓动之，庶邪机得解。拟方从前法再进一层。牛膝（附子汁炒）、淡芩、青蒿、豆豉、牡蛎、青皮、桂枝、白芍、元参、丹皮、木瓜、茅根。

三诊　伏邪发于少阳，寒热如疟。其寒也，四肢为甚。其热甚之时，脘气满闷，小解乃松，此邪由太阳而达也。目黄神倦，邪恋太阴。苔浊罩灰，浊阻胃腑。拟五苓法，以开太阳；合保和法，以疏中焦。冀其气机通调，则伏邪自解。生於术、生枳实、淡芩、生牡蛎、西茵陈、桂枝尖、泽泻、莱菔子炭、连皮槟、猪苓、青蒿、连翘。

四诊　伏邪渐得清疏，惟右脉不静。热势虽轻，而临期形寒内热犹不能止。少阴郁伏之邪，尚有未尽外达者，必得阴气充足，乃可外达。况所见诸症，虚象为多，更宜扶正为要。拟方滋养少阴为主。生地、天冬、白芍、青蒿、洋参、元参、牡蛎、穞豆衣、白薇、丹皮、鳖甲、沙参。

五诊　原方加首乌，寒热遂止。

六诊　寒热已止，间或头晕多汗，心烦嘈杂，此胆经有余热留恋之象，尚非纯乎虚热。宜扶正养阴，凉泄肝胆。西洋参、丹皮、橘红、牡蛎、枣仁、川贝、白芍、山栀、龙骨、川连（麦冬包）、穞豆衣、菊花、生地、竹茹。

——《柳宝诒医案·伏温·陈案》

按：本案为伏邪化热，由少阴外达于太少两阳所致。此案共六诊，为养阴补托之法的典型应用。该患者症见“热来时，两颧红色光亮”，与“太阳之脉色荣颧骨，少阳之脉色荣颊前”两节相合。惟体质不甚坚实，正虚不能托邪，则见曾遗泄两次，并且每值热来，“目暗无光，视他处其目睛眴动不定”。此属于伏邪化热，由少阴外达于太少两阳之象。“刻下图治，在少阳者宜疏之，在少阴者宜托之”。故药用柴胡、黄芩、鳖甲、白芍、青皮“外疏少阳”，主用豆豉，辅以元参、生地黄、牡蛎“助少阴以托邪”；桂枝、牛膝，温中化寒，兼开太阳之路；茅根助柴胡疏少阳升发之气。从“得汗渐畅，即是伏邪外达之佳象”来看，本案汗出不畅之症确实有之。三诊以后，即改投五苓散、保和丸，邪出少阳可知。柳宝诒常用豆豉来宣发少阴，透邪热出三阳，使病性由阴转阳，病位由里达表，病势由重转轻，病性由逆转顺，可兹效法。若此时“倘邪机不顺出于三阳，而内陷于三阴，则变象更难预料”。二诊之时，邪气已出少阳，但是由于正气虚弱，遂拟从前法，药用附子增加药力，以进一步扶正鼓邪外出，庶邪机得解。三诊之时，邪已外出太阳，拟五苓法，以开太阳；合保和法，以疏中焦。冀其气机通调，则伏邪自解。五、六诊之时，“间或头晕多汗，心烦嘈杂”，非纯虚热之象，有余热留恋少阳，则以川贝、橘红、山栀、川连、菊花、竹茹凉泄肝胆之热，承续前方之西洋参、生地黄、白芍、牡丹皮等滋养以善其后。

案例2

寒热早晚间作，胀闷呕恶，邪由少阳阳明而发。病已经旬，汗出不多，舌尖将干，经水先期而来，热之内蕴者已重。便溏不爽，胃气下流。法当表里两解。葛根、淡芩、川连（姜汁炒）、青蒿、豆卷、苏叶、槟榔、青皮、郁金、黑山栀、丹皮、竹二青。

二诊　内蕴之热，尚未畅达，脉象弦而不畅，胀呕仍作。拟清少阳而通阳明，仍兼表里两解之意。川连、半夏、广皮、茯苓、枳实、郁金、青皮、淡芩、滑石、蔻仁、苏叶、青蒿、竹茹、茅根。

三诊　阴分邪热未清，太阴之气，因而不化，胸脘浮满。于清阴中，兼和脾胃。青蒿、丹皮、白薇、银花、荆芥、滑石（薄荷同研）、大腹皮、茯苓皮、广皮、砂仁壳、通草、薄荷叶露、香稻叶露（冲服）。

四诊　阴分留热未清，便溏减而未止。清热和中两法，均宜轻用。藿梗、广皮、六神曲、茯苓皮、奎砂仁、青蒿、白扁豆、银花炭、丹皮炭、益元散、香稻叶露（冲服）。

——《柳宝诒医案·伏温·王案》

按：本案是伏温之邪从少阳阳明而发之证。病已十几天，汗出不多，舌尖将干，月经先期而来，说明热蕴已重。此时是表里俱热，柳宝诒用表里双解之法。药用葛根、苏叶清疏表热，黄连、黄芩、山栀清里化热，青蒿、豆卷、牡丹皮滋阴以清热，配以槟榔、青皮、郁金疏肝行气而解郁热。

经一诊治疗之后，其内蕴之热，尚未畅达，脉象弦而不畅，胀呕仍作。柳宝诒拟清少阳而通阳明之法，继续表里双解，此时去豆卷，其伏邪已外达，而加大和解少阳而通阳明之力。柳宝诒在三诊、四诊注重清阴中，兼和脾胃，由于病程较长，恐正气损伤加重，而强调“清热和中两法，均宜轻用”。伏温外发透达三阳病机为最顺，治疗相对较为容易。

3. 伏温热结胃腑之证治

柳宝诒认为：“伤寒重在误下，温病重在误汗。温病早投攻下，不为大害……温病邪热蒸郁，入于阳明者居多。热在于经，犹属无形之热。其证烦渴多汗，狂谵脉洪，此白虎证也。若热结于腑，则齿垢唇焦，晡热，舌苔焦黄，神昏谵语，脉沉实，此承气证也。”《温热逢源·卷下·伏温热结胃腑证治》）强调治疗中应当审时度势，看其病情如何，以定下与否。“慎勿震于攻下之虚声，遂谓已下不可再下，因故留邪生变，而受养痛之实祸也。”柳宝诒根据自己的实践观察与体会，认识到凡伏温结滞肠腑而溏粪如烟膏霉酱者，因其势如抽蕉剥茧，宿垢难清，非如一般腑实证攻下一二次热邪即尽，而常需攻下五六次，多至十数次后方能尽邪。善用大黄，或泄热，或解毒，或疏瘀，或泄气。治疗中切勿因疑生怯，贻误时机，留邪生变。只要认证清楚，确系热在于胃，则白虎、承气据法投之，可以取效反掌。

案例1

光绪初年冬仲，徐君声之，因欲服补剂，嘱为定方。予诊其脉，两尺浮数弦动而不静，予谓据此脉证，当发冬温，补剂且从缓进，因疏方，黄芩汤加生地，嘱其多服几剂，当其时饮啖如常，并无疾苦，勉服三两剂，即停不服。迨十二月十七，忽振寒发热，两日后，渐觉神情昏糊困倦，热势蒸郁不达，神呆，耳聋，面垢，此少阴伏邪，化热外达，其势外已入胃，而内发于阴者，尚未离少阴之界，而并有窜入厥阴之势，病情深重而急，予以至戚谊无可诿，不得不勉力图之。先与栀、豉、黄芩二剂，继进清心凉膈法两剂，均无大效。而痉厥昏谵，舌燥唇焦，病势愈急，乃用调胃承气加洋参、生地、犀角、羚羊、元参养阴清泄之品，两剂之后，始得溏粪如霉酱者二遍，间进犀、羚、地、芍、豆豉、栀、丹、芩、元参，养阴熄热，清透少阴之剂，而热仍不减，乃再与调胃承气合增液法，又行垢粪一次，此后即以此法，与养阴清泄之法相间迭用。自十二月二十三起，至正月初十，通共服承气八剂，行宿垢溏黑者十余次，里热始得渐松，神情亦渐清朗，用养阴之剂，调理两月而痊。

柳按：此证少阴伏邪本重，其化热而发也，设热邪全聚于胃，即使热壅极重，犹可以下泄之药，背城借一，以图幸功，乃中焦之热势已剧，而伏热之溃阴分者，又内炽于少、厥两阴之界，岌岌乎有蒙陷痉厥之险，不得已用助阴托邪之法，从阴厘清化，使其渐次外透。其已达于胃者，用缓下法，使之随时下泄，战守兼施，随机应变，如是者，将及两旬，邪热始得退清，假使攻下一两次后，即畏其虚而疑不能决，则其险有不堪设想者，然则焦头烂额，得为今日之上客者，幸也。

——《温热逢源·卷下·伏温热结胃腑证治》

按：本案为伏温外发于胃又炽于少、厥两界之重证。该患本欲服用补益之药，但柳宝诒诊其脉，见“两尺浮数弦动而不静”，尺脉主肾本应见沉为其平脉，而此脉象浮数弦而不静，当为少阴伏温外发之征，遂令其缓进补剂，应服用疏化之方，黄芩汤加生地黄。但患者未按时服用，遂发为热蕴于胃，而内发于少阴，而并有窜入厥阴之势，病情深重而急。邪热蕴蒸，乘机入胃，热结于中，药用栀子、豆豉、黄芩清疏肺胃之蕴热二剂，继进清心凉膈法两剂，均未见大效。而热势更甚，见热入厥阴之势，则“痉厥昏谵，舌燥唇焦”，此时只可“急下存阴”之法，柳宝诒此案用调胃承气加洋参、生地黄、犀角、羚羊、元参养阴清泄之品，速见奇效。“始得溏粪如霉酱者二遍”后，养阴清泄之法相间迭用而痉愈。从二便性状特征进行辨证论治是本案之关键。柳宝诒认为：“伤寒热结胃腑者，粪多黑而坚燥；温病热结于胃者，粪多酱色而溏。藜藿之子，热结者粪多栗燥；膏粱之人，多食油腻，即有热灼，粪不即燥，往往有热蕴日久，粪如污泥，而仍不结为燥栗者，此不可不知也。”（《温热逢源·卷下·伏温热结胃腑证治》）

案例2

长媳徐氏，戊戌七月，患感冒夹肝气发热、脘痛、呕恶、不纳者五六日。八月朔，得大解颇畅。余谓大便一通，病可松也。不意至夜寒热大作，恶心干呕，彻夜不止，与左金、平胃、温胆、泻心，均无寸效。至初五日，烦躁口渴，舌燥起刺，余以其质弱阴亏，虑其不耐壮热，急思乘早击退，冀免淹缠，遂用凉膈合泻心法，佐以洋参、石斛等，连进两剂，得大解二遍，呕恶即止，而里热不减，间服养阴泄热药一二剂，大便仍不行，而舌苔灰热转厚，乃改用调胃承气合增液法，间日一进，每进一剂，即行一次，粪色或黄或黑，或溏或结，又进三次，至十五日，方中大黄重至五钱，乃腹中大痛，宿粪畅行。当时冷汗、肢厥，几乎气脱不回，急进人参以扶正气，始渐定。自此次畅行后，里热渐松，用药总以养阴扶胃为主，每间三四日，大便不行，即用人参汤送大黄丸药一服，或泻叶汤一盏，大便始行，而粪色仍紫黑如酱。至九月初，乃能渐进米汤稀粥，然每至三五日大解不通，即觉胃热熏郁，须与清泄，得大解始平。至九月十九日，服泻叶汤后，忽然宿垢大行，得黑粪半桶之多，然后积热浊热，始得一律肃清，不再有余热熏蒸矣。自初病至此，共用大黄三两零，元明粉一两零，人参参须二三两，洋参、麦冬各十余两，鲜地、石斛各一斤，其犀、羚、珠粉等味，用数少者不计焉。此证因阴虚质弱之体，患此大病，米饮不沾唇者一月，而得全性命者，缘自病迄今，始终以扶正养阴为主，故虽屡频危殆，而卒获保全，其积垢行至一月有余而始净，则初念亦不及料也。然从此可知，时病之余热不除，皆由积垢不清所致，断不可顾虑其虚，转致留邪生变也，又此证最易惑者，其脉始终细弱，毫无实象。惟将见证细意审察，究属体虚证实，惟有用洋参、鲜地、石斛、大黄，以养阴泄热，为至当不易之治，守不移，始得回一生于九死也，亦幸已哉！

——《温热逢源·卷下·伏温热结胃腑证治》

按：本案为伏温热结胃腑，日久化燥伤阴，损伤津液所致。伏邪在少阴，其由经气而外出，达于三阳；其化热而内蕴者，则结于胃腑为常见。但本案甚为复杂难治，感慨于柳宝诒之果敢之举。此患者是由于伏温热结胃腑，日久化燥伤阴，损伤津液，致证情虚实夹杂，甚为难治。治疗最为关键之处是辨证之准。正如柳宝诒所言："最易惑者，其脉始终细弱，毫无实象。惟将见证细意审察，究属体虚证实，惟有用洋参、鲜地黄、石斛、大黄，以养阴泄热，为至当不易之治，守不移，始得回一生于九死也，亦幸已哉！"柳宝诒治疗的过程虽相当拖沓复杂，但始终不离滋阴扶正之法为其治愈本病之关键。若单纯增液以润燥，或通导宿结之邪热，结果不是邪热逗留不去，便是邪去而气阴俱耗，皆非恰当的治疗之法。

4. 伏温上灼肺金之证治

柳宝诒指出，伏温上灼肺金为"意中之事"。由于少阴之系，上连于肺。邪热由肾系而上逆于肺，则见肺病。温邪化热，火必克金，肺中津液，熏灼成痰，阻窒肺隧，平日每多痰咳，更值温热上蒸，痰得热而痰更胶黏，热附痰而热愈留恋，其为咳为喘。肺络不通，则胸胁刺痛；热郁日甚，则痰秽如脓，或咳红带血，无非热灼金伤所致。此时伏邪已一律外透，治之只须清泄肺胃。柳宝诒说："盖肺中之热，悉由胃腑上熏。清肺而不先清胃，则热之来路不清，非釜底抽薪之道也。"所以，柳宝诒在治疗此类伏温外发之证时，先清胃热以截其源。多用苇茎汤、鲜石斛、鲜沙参之类，而慎用滋腻温燥之品。正如柳宝诒告诫后人说："此症在初起时，医者粗心不察，视为寻常外感，恣用发散，或见其痰多，妄用二陈，或见其喘逆，作外感治而用麻、桂，作内伤治而用生脉、熟地，均属背谬。而耗液助热生痰，诸弊毕集矣。迨见病势日增，始细心体认，改投清泄，而肺金脏阴已伤，不能遽复。即使邪热得清，而内热干咳，绵延不愈，遂成上损，终致不救者，往往有之，谁之咎哉。”(《温热逢源·卷下·伏温上灼肺金发喘逆咯血咳脓证治》)

案例

形寒里热，汗出不爽，此邪机郁伏之象。咳逆痰红，胸胁极痛，邪热壅遏，肝肺络脉不舒。先与和络疏邪，勿令留恋为要。鲜生地（豆豉打）、鲜沙参、前胡、旋覆花（包）、桑白皮、苏梗、木通、郁金、归身、橘红、青蒿、茅根、枇杷叶、上红花。

——《柳宝诒医案·伏温·朱案》

按：本案为伏温上灼肺金咳血之证。邪热燔灼肺金，见咳逆痰红；肺肝脉络不通，不通则痛；胁痛者，兼和络气，但“勿令留恋为要”。温燥滋腻之品，恐其助热助痰，为此症所忌。咳血者，兼清血络，鲜沙参之类，柳宝诒认为是必不可少之药；沙参味甘、微苦，性微寒，归肺胃经，功效养阴清热、润肺化痰。

5. 伏温内燔营血之证治

柳宝诒指出，温邪化热外出熏于气分，以烦热、口渴为主症；燔灼于营分，以各类出血为主症。由肺络出为咳血，由吐而出为吐血，由清窍而出可为鼻衄、齿衄，由浊窍而出可为溲血、便血。因血为热邪所迫，不安其络，而上溢下决。“惟血既外夺，则邪热亦可随血而泄，病势由此而减，乃为吉象。若血既外夺，而里热仍盛，昏谵烦躁仍不轻减，即属重证。推其故，盖有二焉：一则伏热重而蒸郁过深，络血虽溢，而里热之留伏尚多也；一则营阴虚而燔灼所伤，阴血枯竭，而不能托邪外出也。”(《温热逢

源·卷下·伏温内燔营血发吐衄便红等证治》)

《温热逢源·卷中》在“辨正张石顽《伤寒绪论》温热各条”一篇中言:“若下后，热不止，而脉涩咽痛，胸满多汗，此热伤血分也，葶苈苦酒汤探吐之。”柳宝诒认为:“热伤血分之证，当养血以化余热，如生地、元参、银花、犀角、洋参、竹茹之类，乃合病情。若葶苈苦酒之法，决不可投。”

柳宝诒总结伏温内燔营血之证治，总以凉营泄热为主旨，血虚者兼以滋养，邪实者兼以清泄，必使血止而热亦因此而解。邪重者，宜凉血泄邪，如犀角、生地黄、栀子、牡丹皮、金银花、连翘、茅根、侧柏之类；血虚者，宜养血清热，如生地黄、白芍、栀子、牡丹皮、阿胶、元参之类。并指出，治疗“此等症，每有急求止血，过用清凉，以致血虽止，而上则留瘀在络，胸胁板痛，下则留瘀在肠，垢痢瘀紫，甚或留瘀化热，变为暮热朝凉，咳痰带血，见种种阴损之候。昧者不察，误认为虚，漫投补剂，遂迁延不愈，愈恋愈虚，以致不救，可慨也夫”。对于瘀血留在肠胃者，柳宝诒强调宜采用疏化之法，因“其在康庄大道，不在细微曲折之处，药力易于疏通也”(《温热逢源·卷下·伏温内燔营血发吐衄便红等证治》)。若瘀血滞留于肺肝血络之中，则络道蚕丛，药力既非一时可到，而又不宜于猛剂攻消，只能效仿曹仁伯清瘀热汤之法，用通络化瘀泄热之法，缓缓图功。

案例

寒热初来，经水适至。四五日来，足冷不温，热势夜甚无汗，唇颧俱赤，舌苔红油，脘痛下掣腰脊。此邪机乘虚内袭营络，而中焦之暑湿，郁而不宣。病机转折甚多，故屡淹缠，更有变幻。拟方清营达邪，疏泄中焦，俾得渐次外达，庶免痉蒙之险。鲜生地(豆豉打)、带叶苏梗、丹皮、杭菊、泽兰叶、山栀、木香、郁金、连皮茯苓、豆卷、金铃子、川朴、茅根。

二诊　前与清泄达邪，足能渐温，寒热较轻。惟里郁之邪颇深，未能一律外达，且邪机留于营分，更多周折。刻下寒热往来，头晕且痛，邪气有从少阳而出之势；舌绛苔浊渐燥，唇红而焦，胃中有化燥之象。拟方从少阳阳明疏邪泄热，仿大柴胡汤而小其制。细柴胡、青蒿、带叶苏梗、凉膈散（包）、丹皮、鲜生地（豆豉打）、鲜佛手。

三诊 入夜热甚谵语，齿缝出血，头痛偏左，烦躁恶心，汗便两窒。邪机不从外解，燔灼营分，波涉厥阴。倘再不从气分而解，即有痉蒙之虑。拟方专从营分疏邪清热。鲜生地（豆豉打）、丹皮、白薇、蒺藜、连翘、细川连、黑山栀、杭菊、淡酒芩、苏叶、竹茹、茅根。

四诊 温邪内郁，不得疏达，汗便不通。脉象两关弦数，左手尤甚，头痛偏左。舌绛苔黄，浊蕴于中。风火上炎，唇干齿黑。拟方且与清泄肝胃，观其动静再商。黑山栀、杭菊、生锦纹、羚羊角、丹皮、薄荷、蒌皮（元明粉打）、淡芩、生枳实、竹茹、茅根肉。

五诊 汗便虽得未畅，外发之热，因之得减。各恙均平，而里伏之邪，尚未一律外达，还宜从里疏达。鲜生地（豆豉打）、黑山栀、淡酒芩、豆卷、杏仁、苏叶梗、生枳实、蒌皮（元明粉炒）、竹二青、茅根。

——《柳宝诒医案·伏温·吴案》

按：本案为伏温乘虚内袭营络之证。舌苔红浊，中焦之暑湿，郁而不宣。柳宝诒认为："病机转折甚多，故屡淹缠，更有变幻。拟方清营达邪，疏泄中焦，俾得渐次外达，庶免痉蒙之险。"但经过治疗，虽"足能渐温，寒热较轻"，但此患"里郁之邪颇深，未能一律外达"，且邪气留于营分，"刻下寒热往来，头晕且痛"，说明邪气有从少阳而出之势。柳宝诒遂仿大柴胡汤，药用细柴胡、青蒿、凉膈散（包）、牡丹皮、鲜生地黄（豆豉打）、鲜佛手以从少阳阳明疏邪泄热。由于此患邪机较深，在病变过程中出现入夜热甚谵语，齿缝出血，头痛偏左，烦躁恶心，汗便两窒之症状，说明此时邪气未从外解，而内燔灼营分至齿衄，欲波涉厥阴。"倘再不从气分而解，即有痉蒙之虑。”拟方专从营分疏邪清热。邪热较重，以凉血泄邪为主，药用羚羊角、黑山栀、鲜生地黄（豆豉打）、牡丹皮、连翘之类专从营分清泄里热。五诊即各恙均平，但里热尚未全清，继从里疏达邪气。

6. 伏温外窜血络之证治

柳宝诒认为，“伏温化热，燔灼血络，因致络血外溢，邪热即随血而泄，于病机犹为顺象”（《温热逢源·卷下·伏温外窜血络发斑疹喉痧等证治》）。邪热郁于血络，不得外达，可发为疹或斑。“其在于肺，肺主皮毛则发为疹。其在于胃，胃主肌肉则发为斑。有斑疹各发，不相交涉者，有斑疹兼发，不能分晰者。”治疗总以“清营透邪，疏络化斑”为主。“凡外面斑疹透齐，即神清热解者为吉。若斑疹虽透，而里热不解，则热郁已甚，其势必有变端。当随其见证，小心斟酌。”（《温热逢源·卷下·伏温外窜血络发斑疹喉痧等证治》）柳宝诒治疗肺疹初起，在清营方中必兼透达之药，如牛蒡子、蝉蜕以透发之。古方治斑毒，用化斑汤（白虎合犀角、地黄之类）或玉女煎之类；烦热多汗者，乃为合剂；若热不甚，汗不畅，投以石膏。恐有邪机冰伏之弊，临用时宜加斟酌。又有一种烂喉丹痧，此于伏温之中，兼有时行疫毒。柳宝诒指出此证的证候特征是“发热一二日，头面胸前，稍有痧疹见形，而喉中已糜烂矣。此证小儿居多，其病之急者，一二日即见坏证。如面色青晦，痰塞音哑，气急腹硬，种种恶候，转瞬即来，见此者多致不救”（《温热逢源·卷下·伏温外窜血络发斑疹喉痧等证治》）。此等急症，柳宝诒予以“初起即宜大剂清营解毒，庶可挽回万一。若稍涉迟延，鞭长莫及矣”。鲜生地黄为此证清营泄热必用之药，欲兼疏散之意，重则用豆豉同打汁，轻则用薄荷叶同打汁。牡丹皮清血中伏热，且味辛主散，炒黑用之最合。金银花清营化毒，元参清咽滋水，均为此症必要之药。

案例

塘市孙蕴之大令郎，聪颖异常，年甫十岁，十三经已能背诵，且能举其大意，蕴翁视之，不啻掌上珠也。丁亥秋，专信邀诊，余夜船赴之，至明晨抵塘市，已不及救矣。蕴翁曰：大儿已死，次儿后一天起病，今已两天矣，病状与大儿纤毫无异，以大儿之死例之，则次儿至今夜五鼓时，亦将不救矣。姑为我视之，尚可挽救否。余视之，面色青晦不语，惟烦躁阵作，发躁时将臂内搔挖，若不知痛楚者，挖破处，血亦紫黯不流，舌质紫刺如杨梅，喉间板黄不腐，余细审，乃疫毒闭于营中，不能外达，而毒攻心肺，故其死若是之速。此证属阴毒阳毒之类，在古书中虽无确当治法，而以意测之，欲图挽回，必使疫毒有外泄之路，乃有生机。遂令用犀角磨汁，鲜生地、大黄绞汁，再合元参、丹皮、银花等化毒泄热之品，陆续灌之。至黄昏得大便溏黑者两次，灌至天明，尽药两茶盏，又得大便溏黑者两次，余再视之，神情较能灵动，舌上黄苔浮腻，喉间起腐，仍用前法，加入金汁，合养阴之意如前灌之，一日夜服三四碗，大小便始畅，腹硬亦平，其上部如颈、项、肩、肘，下部如腰脊、髀关、膝等处，凡肢节交接之处，从前有紫痕僵块者，至此皆红肿作脓，不特咽喉溃烂，并肛门亦溃烂流脓。余力守养阴活血、泄热化毒之方，两旬以后，咽喉及通身之溃烂，均得以此收功。惟大便中仍有脓瘀杂下，余参用内痈治法，又月余始痊。

——《温热逢源·卷下·伏温外窜血络发斑疹喉痧等证治》

按：本案为伏温外窜血络发斑疹喉痧证，即为现今之烂喉痧，西医称之为猩红热。病发于伏温之中，兼有时行疫毒，以小儿多见，发病急骤，凶险异常。在此案中，柳宝诒用“犀角磨汁，鲜生地、大黄绞汁，再合玄参丹皮、银花等化毒泄热之品”荡涤瘀积于血络、胃腑之伏结邪热，以清营透邪、疏络化斑为主治疗此证，初起即用大剂清营解毒之品，使疫毒有外泄之路。此外泄之路，即通导大便，从而使瘀积之邪热随大便而解。最后柳宝诒力守养阴活血、泄热化毒之方，使病情转危。用药剂型方面，采用鲜品绞汁冲服。盖温病“热势燎原，不可向迩，惟急下救阴一法，苟得阴液不涸，即是生机”。如上述病案“用犀角磨汁，鲜生地、大黄绞汁，再合玄参、丹皮、银花等化毒泄热之品，陆续灌之”，适用于须急下而救阴、解毒、泄热者。更有伏温兼见疫毒者，大黄配以犀角、生地黄屡屡灌服，“一日夜服三四碗”，说明了柳宝诒善用鲜品绞汁来挽重病于万一的独到医技。

7. 伏温化热郁于少阴不达于阳之证治

柳宝诒在《温热逢源》中详细论述了伏气温病发病之初，因肾阳虚馁伏温不能外达的机制。由于肾阳虚弱，即使伏热已盛于外，仍会因内伏少阴之邪不能全部化热，仍留滞于阴分。伏温不能顺利外达，若专用凉泄，则邪机愈滞；若用温化，又属抱薪救火。辗转之间，内则阴液干涸，故不仅病情淹滞，且极易内陷厥阴，发生痉厥、昏谵等各种变证。此等症情，在温病中，为最险重之候。即使竭力挽回，亦属冒险图功。伏温化热，郁于少阴不达于阳，与患者的体质亦有密切关系。

对此证治疗，柳宝诒效仿喻昌用麻黄附子细辛汤及麻黄附子甘草汤两方以透邪，增入生地黄以育阴扶正为主要治则，即“助阴托邪”，但同时也指出:“惟温邪既动，必有热象外现；其甚者邪热蒙陷，已有痉厥之象。此时麻附细辛，断难遽进。然非此大力之药，则少阴之沉寒，安能鼓动。治当师其意而变其制，如用麻黄汁制豆豉，附子汁制生地，至凉肝息风治标之药，仍宜随症参入。似此面面周到，庶可收功。”(《温热逢源·卷下·伏温化热郁于少阴不达于阳》）当温邪活动，外有热象时，可以用麻黄汁制豆豉，附子汁制生地黄，再配合凉肝息风等药，以托邪出表，每奏奇功。

案例 1

及门生金石如，戊戌三月初旬，患时感。初起恶寒发热，服疏散药一剂，未得汗解，而热势转淡，神情呆钝，倦卧耳聋，时或烦躁，足冷及膝。指尖耳边鼻准亦冷，两便不利，腰俞板硬，不能转侧，脉迟细而弱，呕恶不能纳水饮，惟嚼酱姜稍止，舌苔浓燥微灰。此由新感引动伏邪，而肾阳先馁，不能托邪化热，故邪机冰伏不出；其已化之热，内陷厥阴，欲作痉厥。证情极为险重。赵生静宜先往，用栀、豉、桂枝、羚羊角，合左金法，小便得通，足温呕止，余则证情如故，邪仍不动。议用麻、附，合洋参、生地等扶正托邪，而余适至，遂令赶紧煎服。两进之后，尺脉始弦，而神情之呆钝、腰脊之板痛仍尔也。拟用麻黄制豆豉，附子制大生地，桂枝制白芍，合人参、牛膝、元参、淡苓、羚羊、生牡蛎等味出入。三剂后，以舌苔灰浓而干，又加大黄，服后忽作寒栗战汗，而腰脊顿松，随得大解，而里热亦泄，神情爽朗，调理一月而愈。此证就邪之深伏而未化热者论之，则只宜温托，大忌寒凉。然痉厥神糊，舌苔灰燥，若再助其热，势必内陷厥阴，而为昏狂蒙闭之证，无可挽也。就邪之已动而化热者论之，则只宜清泄，何堪温燥。然脉情迟细，神呆形寒，经腑俱窒，若专用凉化，则少阴之伏邪不出，迁延数日，势必内溃，而为厥脱之证，其去生愈远矣。再四筹审，决无偏师制胜之理。不得已，取喻氏法以治其本，合清泄法以治其标，一面托邪，一面化热。幸赖少阴之气，得扶助而伸。凡经邪腑邪，已化未化之邪，乘肾气之动，一齐外达。故战汗一作，大便一行，而表里诸病若失也。

——《温热逢源·卷下·伏温化热郁于少阴不达于阳》

案例2

黄村桥范养逵令郎，于戊戌夏间患三疟，至八月初服截药而止。至二十外，忽然遗泄数次，遂发寒热，如日作之疟。先寒后热，迨外热已甚，而下体骨节仍寒，须再作寒栗一次，随啜热粥一碗，然后得汗而解。延至九月初，已十余发矣。一日当啜粥助汗之时，忽然头晕目暗，冷汗肢厥，如欲脱之状，超时始定。此后遂卧床不起，惟胃纳尚不大坏，缠绵不愈。予往诊时，十月中矣。予谓从前三疟，是暑湿之邪。迨愈而复作，是引动少阴伏邪，乘少阳新病之虚而出；而肾阳先馁，不能托邪，故寒栗日甚，而热势反不重也。此当用温经托邪之法，用桂枝汤加人参、当归、生地、附子汁制牛膝，仍用柴胡、豆豉、黄芩等味出入，十余剂。中间迭见惊悸痉惕诸证，又加龙骨、牡蛎、羚羊角等味，随证治之而愈。此证当疟疾再发之时，诸医仍用暑湿门套方，服二三十剂，而病情毫无增减，病者自言不起，每夜分辄有谵语。病家疑神疑鬼，医家莫测其病原所在。其故皆由近日医家，不囿于吴又可募原之说，即泥于吴鞠通三焦之论，而绝不知有少阴伏邪随经发病之理。故遇此等证，便觉毫无把握，轻者迁延致重，重者无法挽救，近年所见不少矣，哀哉。

——《温热逢源·卷下·伏温化热郁于少阴不达于阳》

按：以上两案皆是患者肾阳先虚，而不能鼓邪外出之伏温。并由新感引动伏邪外发，而其肾阳先虚，不能托邪，故邪机冰伏不出，其已化之热，有内陷厥阴之险，欲作痉厥。两案新感之邪不同而已，案 1 为时邪，案 2 为暑湿。但其总病机基本相同，为新感引动伏邪外发，肾阳虚弱而不鼓邪外出，轻则温经托邪，若已化热则兼清化，内陷厥阴则难挽矣。在金案中，柳宝诒果敢用大黄泄热存阴，“取喻氏法以治其本，合清泄法以治其标，一面托邪，一面化热。幸赖少阴之气，得扶助而伸。凡经邪腑邪，已化未化之邪，乘肾气之动，一齐外达。故战汗一作，大便一行，而表里诸病若失也”。

8. 伏温化热内陷手足厥阴之证

柳宝诒指出，此证皆为危重之证。在手厥阴，则神昏谵语，烦躁不寐，甚则狂言无序，或蒙闭不语；在足厥阴，则抽搐蒙痉，昏眩直视，甚则循衣摸床。手足厥阴之证有兼见者，有独见者，有腑热内结，邪气充斥而溃入者；有阴气先亏，热邪乘虚而陷入者；有夹痰涎而蒙闭者；有夹蓄血而如狂者。对于上述等重证，柳宝诒总以祛邪扶正为总纲。

祛邪之法，以为热寻出路为先，在经者，从斑汗解，在腑者，从二便出。同时指出，热重昏谵，至夜增剧，舌底绛色，此热灼于营，以犀角地黄汤为主方。烦躁不寐，口渴舌板，神情昏扰，热郁于上，以凉膈散为主方。神志烦乱，小溲赤涩，舌尖干红，热劫心阴，以导赤各半汤为主方。面赤神烦，大渴多汗，热燔阳明之经，以白虎汤为主方。大便秘结，或热结旁流，唇焦齿垢，舌刺焦黄者，热结阳明之腑，以三承气为主方。又如热蒸痰升，蒙闭神明者，加用至宝丹、紫雪、菖蒲汁之类。痉掣搐搦，肝风升扰者，加用羚羊角、钩藤、石决明之类。

扶正之法，在温病中以养阴为主。柳宝诒最为常用的是甘凉养津之西洋参，另有生地黄滋肾阴，白芍养肝阴，石斛养胃阴，沙参养肺阴，麦冬养心阴。无论发表攻里剂中，均可加入上述养阴之药。若热已窜入厥阴，而邪藏于少阴者，热气尚伏而不扬，宜于清泄中，仍兼疏托。若热已内陷营阴，而邪走于经者，表气尚郁而不达，宜于凉营中，再参透表。其最重者，邪热内燔，而外面反无热象，甚至肢厥肤冷，脉涩数而不畅，必得大剂泄热透邪，乃使热势外扬，脉象转见洪大，可免厥深闭脱之危候。

柳宝诒强调，伏气温病最不可“见证治证，但以清心泄肝、化热养津之剂，就题面敷衍，虽用药并无大谬，而坐失事机，迨至迁延生变，措手不及，谁之咎欤”（《温热逢源·卷下·伏温化热内陷手足厥阴发痉厥昏蒙等证》）。

案例 1

温邪化热，燔灼阳明，津液被劫，神识昏蒙，肢指痉掣。邪热陷于厥阴，舌苔焦黄而干，舌质干红起刺，脉弦大数急。热势燎原，不可向愈，惟急下救阴一法，苟得阴液不涸，即是生机。鲜生地（薄荷同打）、鲜石斛、鲜沙参、西洋参、京元参、犀角尖、西赤芍、炒丹皮、大黄（绞汁冲）、枳实、瓜蒌皮（元明粉化水拌炒）、鲜芦根。另：吴氏安宫牛黄丸，鲜石菖蒲打汁化服。

——《柳宝诒医案·伏温·童案》

案例2

温热燔灼，半月不解，心脾肺胃，均被其烁，肺有喘汗鼻扇之势，胃有阴涸液枯之虑，心有蒙闭之险，肝有痉厥之变。昨与清泄，热势不解，转有燎原之象，其郁伏之邪热，有不可扑灭者矣。姑拟犀角、羚羊以凉营息风，沙参、麦冬以养阴清热，再用大黄、枳实引导下行，冀其热从下泄，得有转机，是为至幸。鲜生地、鲜石斛、鲜沙参、羚羊角、麦冬、生枳实、犀角尖、生川军。

——《柳宝诒医案·伏温·方案》

按：以上两案皆是伏温化热内陷于厥阴之证。伏温外发于三阳为顺证，内陷于厥阴、太阴为逆证。柳宝诒在治疗伏温过程中，步步预防伏邪内陷于阴经，故常助阴托邪外出。每逢此棘手之证，更不敢疏忽大意，忌惶惶而错失时机。惟急下救阴一法，苟得阴液不涸，即是生机。急下救阴常用大黄（绞汁），冀其热从下泄，得有转机，是为至幸。对于邪热内伏常用犀角、羚羊以凉营息风，元参、沙参、麦冬以养阴清热。

9. 伏温夹湿内陷太阴之证治

伏温夹湿邪深伏于脾脏之证甚为复杂。柳宝诒指出："湿热深郁于脾脏，漫无出路，或发黄，或腹满肢肿，或则泄，或便秘，或呕恶，或小水赤涩。甚则热郁日深，脾营受伤，则舌底绛色，或薄苔罩灰黄而不甚燥。种种见证，无非湿郁化热。"（《温热逢源·卷下·伏温夹湿内陷太阴发黄胆肿胀泄痢等证》）对此，柳宝诒阐明其机制是"脏病无出路，必借道于腑，乃能外出。此病热蕴已久，脾中之热，渐欲外达于胃，或胃中夹有痰积，热即附之而炽。亦有便秘、舌焦、燥渴、烦谵等证，投以苦泄，则胃热下行，而病势一松。然所泄者，胃腑之标热也。其脾脏中蕴遏之热，仍未达也。故病虽暂减，而越日复炽。屡伏屡炽，久而正气不支，遂成坏证。此等病，治之最难得手。诚以此证，病势不重于外，病家每每忽视，投剂不能速效，病家势必更医。后来者见前医无功，必且改弦更张。因之杂药乱投，致成不救者，吾见实多”（《温热逢源·卷下·伏温夹湿内陷太阴发黄疸肿胀泄痢等证》）。对于湿热蕴于脾脏之证，治疗上，柳宝诒强调必须辨太阴之湿，与少阴之热，孰轻孰重；再看其湿热所伤，或为脾气，或为脾阴；其兼夹之病，或为痰积，或为瘀滞。柳宝诒告诫："均宜细意分析，方可用药。至于用药之法，须得轻、清、灵三字俱全，冀其缓缓疏化。"（《温热逢源·卷下·伏温夹湿内陷太阴发黄胆肿胀泄痢等证》）此外，柳宝诒建议医者可以参考吴鞠通《温病条辨》上、中焦湿温各条，以及效法薛雪的《湿热条辨》证治之法。

案例

伏邪湿重于热，致气机阻塞，浊积不化，缠绵匝月。脘闷腹胀，跗肿色浮，小水短赤，大解暂通而不爽，切脉左濡数，右浮数，唇色干极，舌苔白腻。种种见证，均属湿浊内阻，气分不得疏通之象。其两足酸楚，乃湿邪流于经络所致。调治之法，必须以疏通气分为主，冀其两便畅行，则湿热积滞均有出路，诸恙乃能轻也。拟方用宣通三焦法。豆卷、茅根、蔻仁、滑石、川朴、瓜蒌皮、生熟神曲（各）、通草、杏仁、长牛膝（桂枝煎汁炒）。

——《柳宝诒医案·湿温·丁案》

按：本案为伏温夹湿，阻遏气机所致。湿重于热证，治疗以宣通三焦之法。柳宝诒在方中以杏仁、瓜蒌皮开宣肺气，川朴、蔻仁宣畅中焦，滑石、通草渗利下焦，生神曲、熟神曲化积消食，牛膝（桂枝煎汁炒）以舒筋活络，更加豆卷以透泄表里湿热，以疏通气分为主，冀其两便畅行，则湿热积滞均有出路，诸恙乃能轻也。

10. 伏温外夹新邪之证治

伏温外夹新感，邪气多为风寒、风热、暑湿。伏温常由春夏温热之气，蒸动而出，亦有在春夏之间，感受风寒新邪，邪郁营卫而为寒热引动所发。此类病证，“初起一二日，第见新感之象，意其一汗即解。乃得汗后，表证略减，而里热转甚。昧者眩其病状，几若无可把握。不知此新邪引动伏邪之证，随时皆有”（《温热逢源·卷下·伏温外夹风寒暑湿各新邪为病》）。对于此种情况，治疗时柳宝诒强调须审其伏邪与新感孰轻孰重，若新感重者，先撤新邪，兼顾伏邪；伏邪重者，则专治伏邪，而新感自解。新感引动伏邪，大致亦与兼夹风寒者相似，须审其轻重缓急，厘清经界。

对于兼夹湿邪之证，有外感之湿，有内伏之湿。伏气引动，则热自内发，蒸动湿邪，与伏温之热混合，此种情况最为错综复杂。柳宝诒认为：“治之者，须视其湿与热，孰轻孰重，须令其各有出路，勿使并合，则用药易于着手。再者，湿邪有宜温燥者，如平胃之类；有宜渗利者，如苓、泽之类；有宜通泄者，如车前、滑石之类；有宜清化者，如芩、连、栀、柏之类。”（《温热逢源·卷下·伏温外夹风寒暑湿各新邪为病》）以上皆专治湿邪之法。

若与湿热并合，则为湿温，其见证最为繁杂。治法须随机应变，“初起有芳香化湿者，如胃苓、正气之属；而通宣三焦者，如三仁、滑石之属；中焦热重，有清泄阳明者，如苍术、石膏之属；有苦泄太阴者，如茵陈、芩连之属”（《温热逢源·卷下·伏温外夹风寒暑湿各新邪为病》）。总之，临证之时须细察见证，若湿重者，自当治湿，若伏邪重者，当以伏邪为主。

案例

产后冒风，引动伏邪。壮热有汗不解，咳促痰多，近旬不退。其少腹块痛，引及左胯，乃瘀血阻于经络，与热邪并结不化所致。舌质干绛，苔色灰浊，脉形数急，左部尤浮，营热燔灼，急须清化。拟用肃肺清营，疏瘀化热之法。鲜生地（生姜打烂再同生地打和至渐黑色）、丹皮（炒）、白薇、牛膝（红花煎汁炒）、归尾、延胡、鲜南沙参、桑白皮、蛤壳、橘络、丝瓜络、益母草。另：炙乳香（去净油）、炙甲片、西血珀屑（水飞）共为末冲。

二诊　前方去末药三味，加旋覆花、瓜蒌皮、枳实。

——《柳宝诒医案·伏温·李案》

按：本案为新感引动伏温所致。观其证候，“壮热有汗不解，咳促痰多，少腹块痛，引及左胯，舌质干绛，苔色灰浊”，乃瘀血阻于经络，与热邪并结不化所致。此患以伏邪兼内伤为重，治疗时以治伏邪和瘀血为主。柳宝诒强调，“伏温外发兼新感之证治，须审其伏邪与新感孰轻孰重，若新感重者，先撤新邪，兼顾伏邪，伏邪重者，则专治伏邪，而新感自解”。本案即是伏邪为重，急须清化为先，则新感风邪自解。

11. 伏温兼夹内伤之证治

伏温而兼夹内伤，则因种种内伤而留滞伏温，伏邪往往因此不得以治愈。柳宝诒认为：“平时有气郁之病，则肝木不畅，络气郁滞，温邪窜入肝络，即有胸板胁刺、咳逆等证。邪郁不达，久而化火，即蒙冒厥阴而有昏痉之变。平日有痰饮内停者，抑遏温邪，不得疏越，郁之即久，外冒之痰浊，尚未蒸开，而内藏之津液，早已干涸。一旦热势猝发，如烈火燎原不可措手者，亦往往有之。”（《温热逢源·卷下·伏温兼夹气郁痰饮食积瘀血以及胎产经带诸宿病》）此外，亦见胃脘先有食滞，或因病而积，为热邪所燔，阻结于胃，劫烁胃津，此为可攻之证，须得大便通行，积去而热邪乃随之而解。平时有瘀血在络，或因病而有蓄血，温热之邪与之纠结，热附血而愈觉缠绵，血得热而愈形胶固。或早凉暮热，或外凉内热，或神呆不语，或妄见如狂，种种奇险之证，皆瘀热所为。治之者，必须导去瘀血，热邪随瘀而下，病势方可转危为安。有胎前犯温病者，热邪燔灼，易于伤胎。治之者，除蓝布冷泥护胎外，治法亦别无善法。只要眼明手快，认清病机，迎头清泄，勿令邪热留滞伤胎，便为得法。古法每于当用方中，加入四物，名曰护胎。如当用者，尚无大害；若不当用而用之，则滋腻滞邪，非徒无益，反增其害。产后血舍空虚，百脉俱弛，当此而温病猝发，最易陷入血络，急则为痉狂等险候，缓则留连血室，燔灼营阴，延为阴损之候。治之者，须处处固护阴血，一面撤邪，一面养血，勿令热邪深陷，乃为得手。至兼夹经带为病，亦与胎产相似，不外虚则邪陷、实则瘀阻两层。在临证之时，可以适当参考内伤治法，但总以养阴补托、泄热透邪为基本原则。

案例 1

伏邪由内而发，其从阴从阳，入腑入脏，或因经气之虚而袭入，或因素有之病夹发，初无一定法程。此症因向有肝气宿痰，其发也亦从胁痛而起，病邪与肝火相合，侵入营分，营受热熏，则经水不期而至。惟病在初起，寒热无汗，表气尚未松达，未便骤与清营。而舌质鲜红，营热已甚，设不从营分疏泄，恐其即从厥阴陷入，其势又不可缓。斟酌于二者之间，只可疏表清营，兼通血络，俾邪机速达，不致内滞，即属佳象。柴胡、南薄荷、丹皮、归须、赤芍、鲜生地（豆豉同打）、泽兰叶、佩兰叶、旋覆花（宜红花同包）、橘络、郁金、枳实、茅根肉。

二诊　邪机入于少阳厥阴之络，络气不通，邪不外达，腰腹攻痛，热势不扬。拟方疏通络气，宣达邪机。鲜生地（豆豉同打）、归须、橘络、金铃子（酒炒）、延胡索（醋炒）、青皮（醋炒）、苏梗、柴胡、淡黄芩（酒炒）、丹皮、赤芍、茅根肉、益母草。

三诊　伏邪夹瘀阻于肝脾部分，痛引牵掣，呼吸不利。拟用疏瘀导热和络之法，取偏师以制胜，庶不致迂远无功。归尾、橘络、牛膝梢、制香附（童便炒）、青广木香（各）、益母草。另：血珀、酒炙大黄炭、炙甲片、乳没药（各）、宣红花，上药六味为细末，药汁送下。

四诊 里热因下泄得松，而郁伏之邪，尚未外达。邪热上蒸，目眩耳聋，有热入血室之虑。鲜生地（薄荷、生姜同打）、青蒿、丹皮（炒）、白薇、泽佩兰叶（各）、长牛膝（红花煎汁拌炒）、赤芍、丹参、归尾、穞豆衣、杭菊花、石决明、茅根肉。

五诊 伏温缠绵两旬，向晚热甚，邪恋营阴，屡投清化法，热不能解。兼以肝火浮扰，时作眩聋。脉右手略松，舌苔中心微黄。正虚邪恋，拟清营息肝。青蒿、淡黄芩（酒炒）、丹皮（炒）、白薇、赤芍、枳实、黑山栀、川连（酒炒）、青皮（醋炒）、制香附、小生地、竹叶、竹茹。

——《柳宝诒医案·伏温·李案》

按：本案为伏邪兼夹内伤而外发之证。伏邪由内而发，初发无一定法程。本案素有肝气宿痰，因此其发之症亦从胁痛而起。伏邪发热与肝火相合，侵入营分，营受热熏，而月经先期而至。但此病初起，寒热无汗，说明表气尚未松达，不可骤用清营之法。但是其舌质鲜红，营热已甚，柳宝诒考虑“设不从营分疏泄，恐其即从厥阴陷入，其势又不可缓。斟酌于二者之间，只可疏表清营，兼通血络，俾邪机速达，不致内滞，即属佳象”。柳宝诒在此案的治疗中使用了黄连、黄芩、干姜、半夏辛开苦降以苦泄湿热之外，更用枳实、郁金以加强疏肝理气活血之力。病情迁延，邪外出于少阳、内陷于厥阴之络，络气不通，邪不外达。另伏邪夹瘀阻于肝脾，症见“痛引牵掣，呼吸不利”，此时用酒炙大黄炭疏导热邪下泄，配以和络之法，使得气机疏达而使邪气外有出路。该患伏温缠绵两旬，夜间热甚，邪已恋及营阴。柳宝诒屡投清化法，热也不能解。此时因肝火浮扰，时作眩聋，脉右手略松，舌苔中心微黄，证已正虚邪恋，拟清营息肝之法，攻补兼施，冀见奇效。伏温之病，临床辨证多繁杂，期医者能够细心体察，方可有因可循，切机以治。

案例 2

痰浊蒙于肺胃，气机窒塞，不得疏化；湿热郁于脾脏，营分受灼，不得外达。辗转淹缠，两旬不已。刻诊脉象细数，而不外浮。舌苔白浊满罩，中心厚腻，而舌底绛色隐隐。唇色干焦，不渴不饮。神情呆纯，入暮语謇神糊。小便黄短，大解稀水色紫。种种见象，皆痰浊上蒙、郁热内蕴所致。疏气机以化浊痰，清脾营以泄郁热，自属一定治法。所虑病久正伤，气愈弱则痰愈壅，热愈盛则阴愈伤，痰壅则气逆神蒙，热盛则风痉暗动，此皆病之变，不可不防。兹拟于清燥泄热之中，参用扶正凉营之品。鲜生地（豆豉打）、羚羊角、胆星、粉丹皮、大贝母、枳实、竹沥、姜汁、干菖蒲根。

——《柳宝诒医案·伏温·杨案》

按：本案为伏温郁而化热，兼痰浊上蒙所致。该患已有痰浊蒙于肺胃，使得气机壅滞，伏邪不得宣化。郁热日久，燔灼营分，缠绵辗转。就诊之时，脉象细数，而不外浮，为阴虚为重，伏温不外达之候。又见舌苔白浊满罩，中心厚腻，而舌底绛色隐隐。唇色干焦，不渴不饮。神情呆钝，入暮语謇神糊。小便黄短，大解稀水色紫。种种见象，皆痰浊上蒙、郁热内蕴所致。见此，柳宝诒认为疏气化浊，清营泄热为定法。但考虑到正虚已甚，恐其热邪内陷厥阴，故柳宝诒在原有基础之上加以扶正凉营之品，以期祛邪而不伤正，扶正而不留邪。

案例 3

时邪郁伏已久，适值小产，血室空虚，脏气震动，蒙陷于里。始则狂谵，继则昏蒙，口噤戴眼，循衣撮空，种种恶候，层见迭出，势已难于挽救。所见之证，大抵在于厥阴。腑垢屡通，而病仍转剧，其邪机深入于脏可知。脉数弦带促，舌光红，鼻煤气逆，阴液伤而肺胃亦被燔灼。姑拟潜息厥阴，清养肺胃，而化热托邪之意，即寓其中，然亦不过聊尽愚忱，以冀万一之幸而已。羚羊角，丹皮，白薇，紫丹参，泽兰叶，郁金，西洋参，麦冬肉，鲜生地（洗打去汁，用姜汁拌炒）、黑荆芥。另：妇科回生丹一粒，研，和入琥珀屑四分，即用药汁调，冲入童便一杯，服。

二诊　瘀热已化，神识渐清，危病转机，病者之幸也。刻诊脉象软数未净，耳聋面浮，筋节麻木，寐则多梦，脏腑大热虽去，而营中之余热，经络之郁气，岂能一旦清肃？当此大病伤残之候，须清其余热，和其胃气，畅其经络。凡腻补之品，尚难骤进。况偏卧痰多，脾肺之气，胎前久已失调，刻下尤宜照顾。拟清营和胃，佐调脾肺之法，缓缓图复，冀其不致再生波折为幸！全当归、东白芍、小生地、白薇、丹皮、橘络红（各）、瓜蒌皮、桑白皮、郁金、冬瓜子、西洋参、石斛、甜杏仁、夜交藤、竹二青。

——《柳宝诒医案·伏温·盛案》

按：本案为产后血虚，伏温陷入血络，发为痉狂之证。缓治则留恋血室，燔灼营阴，而为阴损之候。柳宝诒强调此类病患治之，须处处固护阴血，一面撤邪，一面养血，勿令热邪深陷。而此患邪已内陷厥阴，种种恶候，层见迭出，加之产后大虚之体，柳宝诒认为“势已难于挽救，以冀万一之幸而已”。拟潜息厥阴，清养肺胃，化热以托邪之意。二诊之时，患者瘀热已化，神识渐清，危病转机，此为病者之幸。

（二）风温

柳宝诒将外感温病分为暴感风温和伏气温病两类。他在《温热逢源》中明确指出，暴感风温是“当春夏间感受温风，邪郁于肺，咳嗽发热，甚则发为痧疹”的一类温病。《黄帝内经》所谓“风淫于内”、叶天士《温热论》“所谓温邪上首，首先犯肺”皆指此暴感风温而言。风温初期，“其邪专在于肺”，治疗以辛凉清散为主，方用银翘散、桑菊饮加减；风温中期，

“浊热郁于肺胃”，治以疏表泄热，兼顾养阴之法，药用连翘、前胡等清热泄肺止咳，豆豉、芦根等清热养阴生津；若诸经之热明显，“兼用甘寒清化”之法，如，“肝火旺则加焦山栀，甚则加蛤黛散。心火旺则加连翘，甚加鲜生地。胃火旺则加重石斛，甚则加石膏，轻则减之。嗽止则去杏仁、川贝。痰多则加瓜蒌仁、海浮石。肺气渐畅则去旋覆花、桑叶，重加西洋参，或加吉林参以补气”(《柳宝诒医案·风温》)；风温后期，余热未清，阴液已伤，治以养阴为主，佐以舒畅营卫之法，药用沙参、麦冬、生地黄等清热养阴生津，青蒿、白茅根、牡丹皮炭等清热凉血，豆豉、砂仁、陈皮、橘红等利气解表畅营。同时柳宝诒也指出：“若苦寒之品，化火伤阴者，则须忌之。”(《柳宝诒医案·风温》)

案例 1

发热，咳嗽，头痛，脉浮数，温邪伏于肺胃，当用辛凉疏散。豆豉、荆芥、薄荷、大力子、杏仁、象贝母、橘红、淡芩、前胡、连翘、茅根肉、枇杷叶。

——《柳宝诒医案·风温·钱案》

按：本案为温邪郁于肺胃所致。治以疏表泄热为主。方中使用辛凉解表之薄荷、连翘、牛蒡子（大力子），配以辛温解表之豆豉、荆芥，增强疏肺卫以祛邪之力。前胡、贝母、杏仁、橘红等清肺热化痰止咳。黄芩、茅根、枇杷叶清肺胃之热。

案例 2

咳嗽时作，痰出不爽，痰色胶黏光亮，间或声如拽锯，口苦气短，肌肉日削。此由内热冒风，郁于肺络。肺主灌溉，百脉失其润下之性，则相火反夹诸经之火上蒸耳。左寸弦数，此肝失制而木火愈张，心失养而君火遂旺也。右关细数者，肺胃俱以下降为职，肺气郁而上升，则胃亦失其下行之性，不能降其浊热，而胃亦郁而不畅也。右寸更细者，本经既有郁热，又为诸经之火所灼，肺气郁遏不宣也。其或声如拽锯者，金实不鸣也。气短者，壮火食气也。前以清燥救肺汤加清络开郁之品，痰渐能出，声亦略清，而火势仍在，则以盛夏火令，炎蒸火位，郁伏之热蕴于中，炎蒸之气灼于外，病有助而药无助，所以无大效也。拟以麦冬、石斛、芦根之甘寒，以清肺胃之火；洋参以润燥益气；桑皮、旋覆、枇杷以疏肺通络，杏仁、川贝以开郁消痰；蕴热素盛，以滑石、甘草导之。调理月余，定可就愈。西洋参、麦冬、鲜铁斛、川贝、杏仁、桑皮、旋覆花、滑石（水飞）、生甘草、芦根、枇杷叶。加减：肝火旺则加焦山栀，甚则加蛤黛散。心火旺则加连翘，甚则加鲜生地。胃火旺则加重石斛，甚则加石膏，轻则减之。嗽止则去杏仁、川贝。痰多则加瓜蒌仁、海浮石。肺气渐畅则去旋覆花、桑叶，重加西洋参，或加吉林参以补气；若苦寒之品，化火伤阴者，则须忌之。另：甘蔗、梨肉、芦根打汁炖热温服，人乳亦可服。

——《柳宝诒医案·风温·李案》

按：本案为本有内热，又复感风邪，郁于肺络所致。肺气失于肃降而上逆作咳，气机失调，相火夹诸经之热上攻。肺胃以下降为职，胃因肺气郁而失其下行之性，不能降其浊热，而胃亦郁而不畅也。本经既有郁热，又为诸经之火所灼，肺气郁遏不宣。用麦冬、石斛、芦根甘寒之药，以清肺胃之火；洋参以润燥益气；桑皮、旋覆花、枇杷以疏肺通络；杏仁、川贝以开郁消痰；蕴热素盛，以滑石、甘草因势导热下行。

案例 3

风温作咳，必伤肺胃之阴。以阴虚之质，咳嗽两月乃平，熏灼无疑。脉象细而带数，舌色红而少苔，悉属阴伤见象。善后之法，当清养肺胃之阴，勿使余热留恋，庶几复原。南北沙参（各）、西洋参、麦冬、金石斛、小生地、川百合、上毛燕窝、紫蛤壳、橘红、白苡仁、川贝。

二诊　前方清养肺胃，是因病后而设。人身五脏属阴，主藏精而不泻。

阴虚之体，脏阴必亏。凡阴之亏，心肾居多，而见病则肺胃为甚。平时调摄，当补益心肾以滋水，可以生木清心，即可以保肺也。人参、丹参、生熟地（各）、天冬、白芍、山药、丹皮、泽泻、茯神、牡蛎、枣仁、莲子。

——《柳宝诒医案·风温·吴案》

按：本案是风温后期，余热伤阴所致。风温咳嗽，必伤及肺胃之阴。药用南北沙参、麦冬、西洋参、生地黄等清养肺胃之阴，不使余热留恋。风温热邪易伤及阴液，而阴液的亏虚，在五脏多为心与肾，且留热于肺胃之体，治疗时必先顾护津液，滋养阴津从而祛除内热，这也正是柳宝诒治温“当步步顾其阴液”思想的具体体现。

案例4

时邪初愈，余热未净。偶冒风即发热，此营卫气虚所致。惟舌质光红无苔，胃阴先伤，是内热因之留恋。方以养阴为主，佐以疏畅营卫。洋参、麦冬肉、霍石斛、细生地、豆豉、青蒿、黄芩、丹皮炭、广皮、生甘草、砂仁、茅根。

——《柳宝诒医案·风温·金案》

按：本案为余热伤阴，又感风邪，营卫气虚所致。舌质光红无苔，说明内在胃阴已伤，药用洋参、麦冬肉、细生地黄以滋养胃阴。内热因阴虚为留恋，症见发热，因此，柳宝诒在治疗此案时佐以疏畅营卫之品豆豉以解表宣发郁热。

案例5

鼻气上通于脑，下通于肺。今鼻塞涕多头痛，自有风邪内客。风为清邪，其在上，脑既不通，肺气自闭。肺主气，而与大肠相表里，此气阻便闭之所由来也，脉左关微弦，右涩滞。清上焦肺为主，勿急急峻通大便，致伤阴为要。白杏仁、桑叶、菊花、淡芩、薄荷、苡米、郁金、川贝、黑山栀、橘红、火麻仁、蒌皮、莱菔子、鲜荷叶。

——《柳宝诒医案·风温·马案》

按：本案为风邪上扰清窍，肺气郁闭所致。风邪，清阳升散，上扰头面，则见头晕头痛；伤于肺，则肺气不宣，故现鼻塞流涕；肺与大肠相表里，肺气不降，则下焦气阻不通，而见大便闭塞，小便短少。本方强调疏散风温，宣上焦肺气，使气机调和，达到通下焦腑气的目的。本法妙在未观及大便闭、小便少之时，使用峻下攻积之法，避免了因耗气伤阴而加重肺阴的损伤，从而加大治疗的难度。

案例 6

老年风温屡清未尽，病经匝月，而仍有背寒、头痛、鼻塞等象。大便闭，小便少，口渴喜热饮，咳嗽喉痒，左脉弦数，右脉虚软。此必有余风内郁，干犯肺金，金气不宣，肃降无权而致。轻剂不见中病，重药又非所宜，拟疏风以撤余邪，宣肺以通腑气，未识能得中窍否？苏梗、桔梗、桑叶、杏仁、紫菀、郁金、川贝、甘草、茯苓、蛤壳、荆芥、枇杷叶、青葱管。

——《柳宝诒医案·风温·又案》

按：本案为余风内郁，干犯肺金，肺气宣降失司所致。老年风温患者，屡清未尽，病经数月，而仍有背寒、头痛、鼻塞、大便闭、小便少等症状。治疗上，“轻剂不见中病，重药又非所宜”，因此，柳宝诒拟用疏风以撤余邪，宣肺以通腑气。中医治病注重疏通气机，遵循升降出入之法。“宣肺以通腑气”，此有“提壶揭盖”之意。

（三）湿温

柳宝诒指出：“温邪夹湿，则为湿温。”（《温热逢源·卷下·伏温夹湿内陷太阴发黄疸肿胀泄痢等证》）治疗时，湿轻者以温邪为主，略参化湿之品；湿重者，与热相合，热势虽炽，而有脘闷呕水、舌腻不渴等症，初起宜参芳香宣化，若湿邪化燥，用苍术白虎汤清热燥湿，往往一剂可愈。若治疗不当，初起即与清滋，则欲清其热，转助其湿，而致病情缠绵难愈。治疗湿温，常用黄芩汤加减，以达清泄里热、燥湿化痰之效果；喜用黄连、黄芩、半夏、干姜等辛开苦降，苦泄湿热；用栀子、连翘清热化湿；用枳实、郁金、瓜蒌、杏仁、橘红、薏苡仁理气活血，化痰利湿。擅用豆卷透泄湿热，托湿外达，藿香、佩兰等芳香化湿。在治疗湿温病中，湿重于热证，用宣通三焦法：杏仁、瓜蒌皮开宣肺气，川朴、蔻仁宣畅中焦，滑石、通草渗利下焦，二便畅行，使湿热积滞有出路可寻。热重于湿证，清化芳香疏泄，藿梗、川朴调畅中焦气机，黄芩、山栀清热，滑石、通草利水渗湿，豆卷宣透湿热，使湿化热清。

案例 1

湿温病经两月，其热为痰浊所遏，迭经清化疏泄而邪机未能尽达，故热势虽退而呃逆未止。灰苔未净，中焦之湿热仍有留恋之象也。近因坐蓐之后，寒热又作。脉象浮弦数急，而右手转细。肺胃之气为痰浊所阻，不得疏通也。齿垢唇焦而肿。舌根灰、尖白，干燥起刺，而色均晦白不红。面色黄浮，咳痰不爽，闷热昏倦，渴不多饮。种种见症，皆属热蕴痰蒙、湿遏津枯之象。清润则助浊，香燥则伤津。此证即非产后，亦属棘手。凡湿浊之属阳明者，其邪由腑而泄，出路较便；若内涉太阴，则缠绵日久，仍须得阳明之燥化，再由胃腑而外达。其间托化疏泄，层折最多。以病久正虚之体，又值新产之后，遇此邪机深曲不易外达之病，即使用药得手，亦有正气不足之虑。况未必能丝丝入扣乎！姑拟仿泻心法以泄浊降胃，参以化痰泄热，清肺养津，冀得胃气下行，浊热随降，仍有转机。川连、黄芩、干姜、姜半夏、瓜蒌仁（元明粉同炒）、西洋参、菖蒲根、广郁金、枳实、杏仁、豆卷、竹二青。

——《柳宝诒医案·湿温·朱案》

按：本案为湿温内陷太阴所致。该患为产后患病，迭经清化疏泄而邪机未能尽达，故热势虽退而呃逆未止，遂用杏仁、瓜蒌皮开宣肺气，舒畅气机，用黄连、黄芩、干姜、半夏辛开苦降以苦泄湿热之外，更用枳实、郁金以加强理气活血之力。病久正虚之体，又值新产之后，湿热内陷太阴，此时治疗仍需从阳明燥化，再由胃腑而外达。柳宝诒效仿泻心法以泄浊降胃，参以化痰泄热，清肺养津之法，希望胃气下行，浊热随降，病情有所转机。

案例2

湿温阻窒化热，苔浊质红，发热脘闷。当芳香疏泄，佐以清化。藿梗、豆卷、槟榔、川朴、郁金、连翘、黄芩、黑山栀、滑石、通草、菊花、竹茹。

——《柳宝诒医案·湿温·李案》

按：本案为热重于湿证。方中藿梗、槟榔、川朴、郁金调畅中焦气机；连翘、黄芩、黑山栀清热；滑石、通草利水渗湿；豆卷则起通达宣透湿热的作用。

案例3

邪渍于胃，而泄泻不爽，脉象细弱而数，不能托邪。仍芳香疏达为主。豆豉卷（各）、郁金、小川朴、海南子、黄芩、块滑石、菖蒲根、知母、半夏、广陈皮、白茯苓、竹茹。

——《柳宝诒医案·湿温·谢案三诊》

按：本案为湿温阻滞中焦化热之证。苔浊质红，为内有湿热之征；脉细弱而数，气阴两虚而又有热象；脘闷，胃气机不畅。当芳香疏泄湿邪，佐以清化。厚朴、陈皮以调畅中焦之气机。

（四）伏暑

伏暑之“伏”字说明其与普通的暑邪不同。如《温热逢源·卷下·伏温外夹风寒暑湿各新邪为病》云:“凡病伤寒而成温者……后夏至日者为病暑。此指伏邪乘暑令而发者,尚非兼夹暑邪之病。”伏暑是伏邪深伏体内,乘暑令而发病。本病起病多急骤,病势深重,而且缠绵难解。

柳宝诒认为,表证消失后,邪传气分者,应辨清暑与湿孰多孰少,其治疗大法与暑温夹湿、湿温之气分证治基本相同,可互相参照。治疗伏暑采用透达与疏化相合,使得暑湿之邪从肺胃三焦得以清化。伏暑初期,当用芳香合苦辛法,表里两疏;伏暑之邪在气分者,由汗痦而达;在中焦者,湿热留恋不化,用苦辛宣泄法。喜用槟榔、厚朴透达暑湿,杏仁、苏叶疏表散邪,栀子豉汤疏化上焦暑湿,半夏泻心汤、小陷胸汤辛开苦降、疏浊清化以除中焦暑湿伏邪。而邪在营血者,其治疗又大体与暑温营血证治相同。

案例 1

病之初起,由乎停积饮冷,追寒热大发,即觉胸膈痞闷,烦扰不安。七八日来,汗便通而未畅,邪机不得消化。刻诊痞闷仍然,舌苔黄腻底红。想系向有痰湿,复为时令湿热所侵,内外合邪,湿热郁伏,气机窒闷,故邪机愈觉不达。脉象沉细,不能应指,职是故也。此时清热则助湿,燥湿则助热。古人治湿热两感之病,必先通利气机,俾气水两畅,则湿从水化,热从气化,庶几湿热无所凝结。拟三仁滑石汤合泻心法。白杏仁、蔻仁、薏苡仁、滑石、川朴、赤苓皮、豆卷、半夏、川连(干姜拌炒)、广陈皮、干菖蒲、姜竹茹。

——《柳宝诒医案·伏暑·许案》

按:本案为素有痰湿,复感湿热,内外合邪,湿热湿郁热伏,气机窒闷所致。本案初期由于湿热郁里难以外达,气机通行不畅,故病程长久,表现出胸闷痞满、烦扰不安之里湿热证。病起即见里热明显之湿热证是伏暑诊断之要点。治疗不仅要祛热,同时要化湿。但是“清热则助湿,燥湿则助热”。柳宝诒效仿古人治湿热两感之病，必先通利气机之法，使郁气外达，从而带动水行，热邪易随气的外达而出于体外，从而解决了气郁、水湿、内热，将湿热彻底排出体内。

案例2

寒热之起伏如疟，而内热不彻，胸脘窒闷，呕恶不止，此暑湿之邪，留伏募原，渐犯胃口。凡伏暑之病，传变相同。惟脉象数急细软，热来时有谵语。此则因营阴之气，为疡症所耗。营阴内馁，热邪易于内侵也。刻视舌质不绛，中苔黄浊。暑浊之邪，燔结于中焦气分。宜先拟疏气达邪为主，仿辛开苦降之法，候气机疏畅，再议清营可也。细川连、姜半夏、小枳实、瓜蒌皮、广郁金、赤茯苓、苏叶、淡黄芩、橘红、滑石、石菖蒲、竹二青、西瓜翠衣。

——《柳宝诒医案·伏暑·封案》

按：本案为暑湿之邪，留伏募原，渐犯胃口所致。“苔黄浊，呕恶胀闷”，为湿邪积聚阻滞、气机不舒之象。由于营阴之气不断耗损，热邪易于内侵，使热邪燔结于中焦气分，胃气以通为用，以降为顺，而中焦胃气为浊热所踞，阻遏难降。柳宝诒治此皆选择先疏气达邪为主，以辛开苦降之法，候气机疏畅，再议清营之法。

（五）暑邪

柳宝诒医案中的暑邪是以暑湿为主。暑湿，即暑热夹湿，好发于夏令季节，“暑湿俱盛之时”。《柳宝诒医案·暑邪》云：“缘长夏湿土司令，人在气交之中，湿热之邪，易入难出。温燥之品，专用恐伤其阴。”遂以芳香疏化，调畅气机为其基本治疗原则。柳宝诒指出，此病多由饮食劳倦损伤脾胃，复感暑湿之邪而引起。临床症状以胸脘痞闷、心烦、身热、舌苔黄腻为主。发病初起，以芳香透达为主。有“形寒壮热，脘闷少汗”等暑湿郁遏肌表证候，治疗从三焦气分，芳香疏通；若暑湿困阻中焦而起，则以芳香疏泄之法；若暑湿化燥化火，耗气伤津，也可深入心营，引起动风、动血，可参照清营凉血，镇肝息风之法。

案例 1

向来脾土少健，湿痰停阻中焦，失于输运。前与胃苓法，未得大效，缘长夏湿土司令，人在气交之中，湿热之邪，易入难出。温燥之品，专用恐伤其阴，兹拟芳香疏化，调畅气机，清理湿热。本山术、豆卷、佩兰、川朴、广陈皮、茯苓、鸡内金、砂仁、木香、滑石、川柏、黑山栀、香橼皮。另：温中丸开水送下。

——《柳宝诒医案·暑邪·冯案》

按：本案为脾虚运化失司，湿热内蕴所致。先以胃苓芳香化湿之法，未见疗效。长夏之时，湿热留恋，病情难愈。柳宝诒认为湿郁热伏，气机窒闷，是病邪留滞募原之根本，治湿必先理气，使邪从中焦外达，但温燥之品可燥湿，亦有伤阴之弊。柳宝诒取辛开苦降之意，采用芳香疏化，调畅气机，以清理湿热。

案例 2

脾虚则输运无力，湿邪易阻，每当长夏，则脘闷少纳，肢倦乏力，清阳不运，湿郁化热。舌苔黄浊尖红，清养则助湿，燥湿则助热，斟酌于两者之间，惟东垣益气汤最合。野於术、茅术、酒炙黄柏、连皮苓、干姜（盐水炒）、川连（姜汁炒）、麦冬肉、苡米仁（姜汁炒）、豆卷、砂仁、藿梗、二稻叶、鲜藕。

——《柳宝诒医案·暑邪·王案》

按：本案为暑湿内蕴耗伤气阴所致。此案柳宝诒运用益气和中之法。暑邪、暑湿见有肢倦嗜卧、短气、不思饮食者，是因脾胃阳气不足所致。清暑益气汤不用人参而用白术，是其灵活善变之处，取实脾而不致腻膈闭邪之意，可谓匠心独运。

案例 3

阴虚之体，感受暑湿。其邪犯于膜原，连及胃腑。上淫于肺则咳嗽，下迫二肠则二便觉热，且多矢气。脉象左手软弱，右弦大带数。此阴气虚馁，湿少热多之候。舌尖色赤，苔见黄腻，均其征也。拟以清泄湿热，略佐养阴。制川朴、知母、黄芩、槟榔、豆卷、冬瓜仁、瓜蒌皮、桔梗、白薇、碧玉散、茅根、鲜荷叶。

——《柳宝诒医案·暑邪·唐案》

按：本案为阴虚之体，感受暑湿所致。阴虚或感暑湿之邪者，所犯部位不同，临床症状便不同。当暑邪上犯肺时，肺喜润恶燥，热伤阴津使肺燥而宣降失常出现咳嗽，当下犯二肠时，肠燥便秘且发热。“脉象左手软弱，右弦大带数。此阴气虚馁，湿少热多之候。舌尖色赤，苔见黄腻，均其征也。”由于湿热之邪停于体内耗损阴津，故治疗时在清泄湿热的基础上还要注意滋阴的重要性。

二、内伤杂病

（一）疟疾

柳宝诒治疗疟疾的基本思想，源于《素问·疟论》《金匮要略·疟病脉证并治》。他将疟疾的种类，从症状上分为寒疟、温疟和瘅疟；从发作时间上，分为间日疟、三日疟和四日疟。

柳宝诒继承《素问·疟论》“痎疟皆生于风”的说法，认为疟疾为风木之邪致病。其中，先寒后热的“寒疟”，病机为“夏伤于大暑，其汗大出，腠理开发，因遇夏气凄沧之水寒，藏于腠理皮肤之中，秋伤于风，则病成矣”。先热后寒的“温疟”，病机为“先伤于风，而后伤于寒，故先热而后寒，亦以时作”。但热不寒的“瘅疟”，病机症状为“阴气绝，阳气独发，则少气烦快，手足热而欲呕”。从人体禀赋上来讲，脾阳不足的人更容易感受此病。

柳宝诒对于疟疾的治疗十分细致，他认为疟疾的病因为风木之邪藏于阴分，所以疟疾必伤肝脾；总的治疗原则，应采取“养风木以助生发之气，培中土以复健运之本”的办法；针对不同类型疟疾的成因，分别处治。如间日暑疟的病机为邪气兼夹暑湿之邪，伏藏于膜原，阳明热气偏盛，治疗采用辛凉清热、芳香疏达的办法，用药如豆豉、蔻仁、槟榔、青皮、青蒿、荷叶、薄荷、连翘等。三日疟发作，常兼夹痰饮、伏温、新感诸多邪气，应当根据具体情况具体分析。四日疟较为少见，但也不能忽视。柳宝诒认为，四日疟的理论，仅见于《素问》，大旨是“气远道深，较三疟而愈退”。但是并未提出明确的治疗方法，以致后人无所遵循。他据经文引申道：“《素问》以三日发者，邪入于腑，此则四日发者，更深一层。其邪必入于脏，与此病所见诸证，恰相符合。从此论治，似有路径可寻。三阴各有见证，此病专在厥阴，更兼少阴。在古法中，惟鳖甲煎为最妙，兹拟仿其意而变通之。”并通过实践验证了这一想法。这不能不说是柳宝诒的创新。疟疾的善后，柳宝诒也非常重视。他认为，疟疾为风木邪气致病，风木首克脾胃，次燥阴液，所以培土益阴的方法是最为常用的。常用的药物有白芍（桂枝炒）、炙甘草、白术、绵芪、山药、茅根、芦根等。

柳宝诒对于热邪内留于中焦而阴液耗损难以再生采用了清化兼以养阴的治疗方法。在祛除热邪避免阴液损伤的同时滋补阴液，从而达到祛邪不伤正的目的，可谓妙法。

案例 1

病象间日暑疟，脉象右手弦数，亦与病合。惟面色浮白，目下青紫。乃脾肺气虚，兼有伏热之象。恐疟止后更有转变。方与和中清暑。豆卷、半夏、川朴、赤苓、块滑石（辰砂拌）、青广皮（各）、蔻仁、淡黄芩、知母、白术、生甘草、荷叶、生姜。

——《柳宝诒医案·疟疾·尤案》

按：本案为间日暑疟。柳宝诒认为此病的病机为邪气兼夹暑湿之邪，伏藏于膜原，阳明热气偏盛，治疗常采用辛凉清热、芳香疏达的办法。此案脉象右手弦数与病相符合，但兼见“面色浮白，目下青紫”之体征，揣测内应有脾肺气虚，气血不能上荣，恐其疟后有转变，遂在治疗上，清暑热同时，配伍培中土复健运之药，生姜、厚朴、半夏等。药用豆豉卷、蔻仁、青皮、荷叶等清凉清热、芳香疏达。

案例2

三疟不已，复增滞痢腹胀。木邪内克，脾土受侵，邪积交阻。先与疏邪畅气，木土同治之法。桂枝、柴胡、白芍、鸡金、青皮、木香、槟榔、川朴、六神曲、枳壳、生甘草、生姜、红枣。

——《柳宝诒医案·疟疾·吴案》

按：本案为三日疟。柳宝诒认为疟疾为“风木之邪”所致。木邪内攻，必侮脾土，脾失运化，腹胀而泄，邪积交阻，此患在疟之后，复增滞痢腹胀。治疗上采用“疏邪畅气，木土同治”。治疗疟疾，柳宝诒主张以养风木助生发之气，因此，常用药物有柴胡、白芍、青皮、木香等药物疏发肝气，以祛邪外出。另外，用鸡内金、槟榔、六神曲、枳壳等消中焦积滞。

案例3

疟疾必伤肝脾，今疟虽止而两脏之气血已损而不荣矣。脉象细弱渐数，舌苔白腻，质色不华。偶因劳动，或受外感，疟即复发，所谓邪之所凑，其气必虚也。调理之道，养风木以助生发之气，培中土以复健运之本。善后之道，如斯而矣。故不纷纷乱投补剂也。录方采用。党参、於术、归身、白芍、黄芪、鸡内金、煨木香、广陈皮、枣仁、茯苓、炙甘草、细柴胡、生姜、大枣。

——《柳宝诒医案·疟疾·吕案》

案例 4

疟邪未净，四肢痿软无力，且觉酸楚。脉情软数，左手重按更甚。热郁阴伤，风木之气凑之，当疏木养阴。细生地、归身、白芍、川怀牛膝（各）、夜交藤、木瓜、刺蒺藜、防风、丹皮、五加皮、北沙参、桑枝。

——《柳宝诒医案·疟疾·某案》

按：以上两案为疟疾日久伤及肝脾之阴所致。柳宝诒明确指出“疟疾必伤肝脾”。少阳胆为风木之腑，疟家寒热之邪，必归少阳，是以疟脉多弦。少阳居半表半里之间，其气从阳则热，从阴则寒也。疟者金火交病，故其病寒热并作。凡是有疟疾多热，长时间而不能缓解者，那么一定是身体内部阴虚，治疗应当在祛除热的同时益阴，用药时选取当归、鳖甲、制首乌、牛膝这一类药，不用诸如此类药不能祛除疟疾。与此类似，凡是疟疾多寒且长时间不能缓解者，那么一定会有阳虚之象，治疗应当选择甘温之类的药来消散除邪，需要用干姜、附子、桂枝、人参这一类药，否则不能病愈。但在补益之中培中土以复健运之本。疟发不透，湿热内走经络，四肢无力，微微内热，是半虚半实之证。和脾胃，化湿热，通经络，达肌表，标本兼治。

案例 5

疟邪伤脾，易夹积滞，因而屡用攻药，又伤胃阴。刻视面色浮白，下唇干肿，舌质前半干肿，后半干红。气液受伤已甚，而脘腹作痛，邪滞尚未清楚。姑与运脾养胃，兼疏邪积。鸡内金、白芍、木香、砂仁、焦楂炭、川石斛、青蒿、小麦冬、丹皮、白薇、桑叶皮（各）、枇杷叶。

——《柳宝诒医案·疟疾·黄案》

按：本案为疟邪伤脾，兼夹积滞所致。此案为多次用攻药之后造成气液受伤已甚，而脘腹作痛，邪滞尚未清除。脾为至阴之脏，虑其久虚营损而又伤于胃，用培土益阴之法，兼疏邪积。

案例6

每至夜半以后，微寒发热，自足而升，至寅卯后，得汗而解。此由寒热伏于骨髓，至夏令热气内烁，邪机乃随气外发，与《内经》所论温疟，《金匮》所谓脾疟，病源相同。古人以饮食消息之，后人以甘寒养胃法治之。愚意更以养阴托邪法佐之，苟能热减纳加，即为佳兆。细生地、白芍（桂枝炒）、丹皮炭、牡蛎、地骨皮、青蒿、牛膝、鲜石斛、洋参、茅根。另：人参煎服。

二诊 昨与扶正达邪，清泄瘀热，得大便溏泄者数次，神情稍爽，耳聋稍聪，腹块稍和，左脉稍缓，邪机较有松达之象。正虚邪实。拟方仍宗前法增损。鲜生地（姜汁拌打）、丹皮炭、青蒿、白薇、洋参、黑山栀、丹参、郁金、赤白芍（各）、当归、藕节。另：锦纹、西珀研末，人参汤下。

——《柳宝诒医案·疟疾·诸案》

按：本案为温疟。疟邪必从汗出，邪在阴者，必汗出至足乃佳，然非麻黄、葛根类可发，但开郁通经，其邪热即散，而为汗矣。其虚者，非人参、当归、生地黄，则终不能得汗。疟邪在阳者，其证多汗，感而即发，邪不能留。其留藏不去者，惟阴邪耳，阴邪不能作汗，虽以汗药发之亦不得，惟甘润和阴，如当归、牛膝之属，多服久服，自能出汗而解也。对于与脾疟、温疟相同的病源，即热邪内伏，胃纳失常，气血津液不足，可谓正虚邪实。柳宝诒在治疗此证时采用扶正达邪，养阴托邪，通过祛除内热、滋补胃液来恢复正气，利用正气透达里热伏邪，清泄导热，从而实现标本同治。

（二）痢疾

柳宝诒所著《疟痢逢源》，专门阐述疟痢论治经验，可惜此书佚失，现今仅能从其医案中的只言片语来揣摩其意，不能窥得其全貌，甚为可惜。在《柳宝诒医案·疟疾》中有“吕文清痢疾论治”，主要介绍了柳宝诒关于休息痢的诊疗思路。其认为，休息痢的发生缘于痢疾治疗时未能彻底，兜涩之剂用之过早，或食用了荤油酸敛之物，以至于余邪留滞在大肠曲折之处。人体精、液与气血，流行周身，每到此处，即受邪气蒸化而形成秽垢。伤及气液者，表现为白垢；影响营血者，转化为红垢。所以休息痢常常绵延经年，尽管已经排出很多秽垢之物，但是总是难以痊愈。

柳宝诒指出，休息痢的治疗，首先需要明辨病性之虚实。尽管休息痢的形成，是由于肠中秽垢所致，但痢久正虚，或体质素弱，或年老气衰，往往造成邪少虚多的虚证。其治疗宜采用温养脾肾、扶助正气的办法，使得气机渐旺，则余邪得出。如果患病之时，兼夹积寒、湿热及痰瘀，阻滞于肠道之中，常常形成实证。治疗时，如有寒积则用温化，湿热用清泄，痰瘀用攻消。与痢疾初期治疗采用煎剂荡涤不同，休息痢的治疗，应当采用丸药，缓缓化之。当肠中宿垢涤清之后，再用培补之品善后。此外，实证还可以采用消补兼施治法，扶正祛邪并用。如以补中益气汤、四君子汤、八珍汤等送下疏积导滞的丸药。又如柳宝诒采用温补兼以疏通法，治疗脉象虚软、清晨气滞、脏真暗伤者，药用党参、炙甘草、白术、山药建中，用归身炭、砂仁、荷叶蒂、陈皮疏泄，用四神丸、炒杜仲、炮姜炭温脏。其他类型的痢疾，柳宝诒也常常采用健脾阳、滋胃阴、化痰气法加以治疗。如由疟转痢，经腑交病，所下垢腻如痰者，症见神倦肢清、脉弱舌滑、苔色白燥，说明脾阳与胃阴双重受伤，而痰气尚阻未畅，药用白术、炙甘草、红枣、茯苓、木香、炮姜、桂枝温运脾阳，白芍、麦冬、太子参、西洋参滋养脾阴，半夏、枳实、橘红化解痰气。

总体来讲，柳宝诒治疗痢疾常采用疏涤浊滞、调肝健脾、健运脾阳、滋养胃阴等法。如有血痢又应根据寒热见证，或清畅营血，或温营利气。

遇有兼夹外感时，则表里兼治。

案例 1

湿热之邪，留恋于肠腑。腹痛垢痢，气坠不爽，脉象弦数，舌苔浊腻。气机阻窒，故湿热之邪，不得爽达。方以疏畅气机为主。豆卷、枳壳（炒）、桔梗、大川芎炭、归尾（炒）、赤芍（酒炒）、淡黄芩、连皮茯苓、防风根炭、广木香、砂仁，鲜藕煎汤代水。

——《柳宝诒医案·痢疾·孙案》

按：本案为湿热下注，留于大肠曲折之处，难以化解所致。湿热阻滞气机，气行不畅，故有腹痛，气坠不爽。湿热重浊，黏腻停滞，大便伤阴干燥成垢，湿热下注形成湿热泻痢，故以疏散气机为主。药用桔梗、枳壳、川芎、归身炭、砂仁等疏泄中上二焦之气机。

案例 2

痢止而少腹仍痛，邪陷于下者，未尽清澈；脘闷气迫，中上气机亦形窒塞。当疏化邪机，兼清肺胃。金铃子、延胡索、枳壳、郁金、杏仁、前胡、青广木香（各）、青皮、砂仁、橘络、枇杷叶。

——《柳宝诒医案·痢疾·周案》

按：本案为湿热余邪未尽，邪陷于下所致。痢疾止而腹部仍痛，正气虚损，不能托邪，邪气下陷，痢疾经久不愈。气机运行失常，中焦之气郁阻不通，当调畅气机，疏散邪气，行气通闭。枳壳、橘络、枇杷叶清热化痰，行气宽中；金铃子、延胡索、郁金等疏泄气机以导滞。

案例 3

痢久伤阴，兼以便血过多，左脉虚软，其营血之虚，不言可知。惟每值劳苦动气，则气坠愈甚，饮食失节亦然，是不特脾气受损，并少阳升发之气，亦形虚陷也。拟方培补肝脾为主，佐以养阴摄营。党参、於术、茯苓、炙甘草、绵芪、淮山药、陈皮、木香、砂仁、归身、白芍、生地、丹皮、柴胡（醋炙）、牡蛎、枣仁、槐米。上药煎汁滤清，文火熬收，烊入阿胶（蒲黄粉拌炒）、冰糖收膏。

——《柳宝诒医案·痢疾·徐案》

按：本案为痢久，伤及气阴所致。考虑久痢气陷，正气必虚。拟方虚实兼治，以补中益气汤为主方，药用党参、炙甘草、於术、山药建中，加入木香、白芍缓急止痛。休息痢时间一长，则须培补以善其后，否则中气虚陷，身中一切病邪，随之下注，这样会导致即使积垢已清，而痢将仍不能止的可怕后果。

案例 4

休息痢，历久不愈，当秋剧发，由红垢转下紫水。此必有新感湿热之邪着于营分。腹不甚痛，而四肢清冷。脾气不荣，血液腐败，宿病新邪两挟而发。法宜疏补兼施。生於术、干姜炭、炙甘草、归身炭、上绵芪、防风炭、枳壳、生地炭、赤白芍、川芎、槐米炭、木香、鲜藕。

——《柳宝诒医案·痢疾·向案》

按：本案为休息痢，属于湿热积滞伏于肠胃，伤营血所致。湿热留恋肠胃，伤及血络，兼夹积滞化为红垢。此病因湿热导致，治疗时，湿热需要清泄，但也强调同时补中益气的重要性。治以清热化湿为主，兼以健运脾胃，补益气血，否则即使湿热被祛除，而正气虚弱，中气下陷，伤于气血，痢久不愈，缠绵反复。只有疏补兼施，如此调理，才可痊愈。

（三）黄疸

柳宝诒认为，黄疸有湿热黄疸与寒湿黄疸之分。治疗以清湿疏浊为基本原则，根据黄疸的类型兼用其他治疗方式。湿热黄疸为湿热遏阻所致，除身目俱黄之外，还可见内热脘闷、脉弦数、舌白底红等症状，治疗上应当清湿疏浊，以化郁热，予茵陈、茯苓皮、猪苓、豆卷、川柏、黑栀皮、生薏苡仁、神曲、滑石、通草、荷梗等治疗；兼夹积滞，为时邪兼谷疸症，可加莱菔子炭、枳实、麦芽、鸡内金等消积化滞之品；湿热留于营阴、蒸菀不化者，可予青蒿、牡丹皮、白薇、竹茹等清泄营中之热；若伴有气机阻窒，脘闷气窒，由于脾虚运化失常，湿郁难化所致，柳宝诒多采用祛湿兼培土和中法治疗；若湿热深入营卫，这时偶感外邪，便会形成疟疾，症见寒热往来，由于邪已入营卫，耗伤正气，正气虚弱，无力托举阳气，故湿热郁于营卫多年难以治愈，治疗上以清除营卫湿热之邪为主。寒湿黄疸为湿邪郁于中焦、阳气不化所致，症见肌黄腹满、黄色偏淡，宜利湿药中兼以温化，可用茵陈、桂枝、茯苓皮、泽泻片、小川朴、广陈皮、川通草、大豆黄卷、香橼皮等治疗。此外，柳宝诒还强调辨证论治分清虚实用药，肝实之病，当疏肝气、疏肝瘀、泻肝火、祛肝寒、镇肝逆、清金平木、实土御木为要；肝虚之病，以扶肝气、养肝血、敛肝阴、息肝阳、滋水生木为要。

案例

湿热蕴于太阴，发为黄疸。自夏入秋，复有微邪外束，遂成疟疾。此太阴之湿热与新邪会于阳明而发。其伏热之外达于腑者，轻重迟速，原无一定，故疟发之期日，早晚疏密，亦不能一律也。治疟之成法，外则经络，内则募原，与此病之邪，多不相值。更以湿痰素盛之体，投药偏于香燥，缠绵日久，药与病交并于胃，纳谷日减，胃中津液几何？岂能堪此销烁乎！刻下深情困顿，面色浮黄而瘁，指尖微肿，目睛仍黄。湿热之郁伏脾中者，无外泄之路。浊热久壅，气机因之阻窒，稍进谷饮，脘气必窒闷不舒。就病论之，须从脾脏疏泄郁伏之邪，使其外达于胃，然后从胃腑逐渐清泄，乃为正治。而此证所难者，舌质光红，渐见疳腐白点。胃中津液，早已告竭。既承远道相招，不得不勉罄愚忱，借希万一。拟用参、麦、石斛以护胃阴；旋覆花、浮石、枳、贝以开通痰气；再用芩、连以泄湿热；必借鸡金以引之入脾，更以豆卷、茵陈，俾湿热由里透表；苓皮、栀子，使湿热由上趋下。养其津液，通其气机，疏其郁伏，开其出路，图治之法，大抵不越乎此。所虑病深气极，即使药能中病，而正气不克搘捂，终有鞭长莫及之虑耳。鄙见如此，录候明政。麦冬肉、台人参（另煎冲）、川石斛、旋覆花、海浮石、枳实、川贝母（去心）、黄芩、川连、炙鸡金、茯苓皮、黑栀仁、豆卷、茵陈。

——《柳宝诒医案·黄疸·郑案》

按：本案为太阴之湿热与新邪会于阳明而发所致。太阴湿热之邪郁伏日久，而无外泄之路，浊热久蕴，气机因之阻窒，所以稍进饮食，则脘闷不舒。治疗上，须从脾脏疏泄郁伏之邪，使其外达于胃，然后从胃腑逐渐清泄，乃为正治。但此患者平素湿痰过盛，温热香燥之品与湿热邪气交媾，日久伤及胃中之阴津。药用玄参、麦冬和石斛，顾护胃之阴液；旋覆花、海浮石、枳实、川贝母，开通痰气。而此证所难者，患者症见“舌质光红，渐见疳腐白点”，说明胃中津液，早已告竭。再用黄芩、黄连以泄湿热；必借鸡内金以引之入脾，以豆卷、茵陈，俾湿热由里透表；茯苓皮、栀子，使湿热由上趋下。养其津液，通其气机，疏其郁伏，开其出路，图治之法。此乃助阴透邪之法治疗黄疸。但与此同时，柳宝诒也指出，此患“病深气极，即使药能中病，而正气不克耆捂，终有鞭长莫及之虑耳”。

（四）霍乱

柳宝诒辨治霍乱，先溯其源，注重热霍乱。霍乱之治始出《伤寒论》，但后学之士只道伤寒有霍乱，而不知温暑、湿热均可有霍乱，不辨其因，均依伤寒之法治之，误人不浅。他赞同王孟英热霍乱之说，指出霍乱病因虽各不相同，其外象却历年相似，诸如上吐下泻、肢冷转筋、脉伏螺瘪之类。王孟英《随息居重订霍乱论》中所论热霍乱，症见心腹绞痛，上吐下泻，烦闷扰乱，昏不知人。夹有停滞者，兼吐下皆有酸臭味，脉多洪数。治宜清热化湿，辟秽泄浊，方选连朴饮、燃照汤、黄连香薷饮、清暑益元散、急救回生丹、解毒活血汤等。柳宝诒辨治霍乱效法之，而又有不同，具体如下：

季节转换，寒热之气于体内搏结，中虚者受之，阻滞中焦；复感暑湿之邪，发为霍乱。如体实病轻者，予夺命丹芳香辟秽，化毒去邪，宣气通窍；或予行军散、红灵丹，开窍泄邪。待气机开通，清浊各归其所，则病可向愈。药用川黄连（姜汁炒）、吴茱萸（盐水炒）、苏叶、淡黄芩（酒炒）、姜制半夏、晚蚕砂、白薏苡仁（夏布宽扎）、通草、木瓜（酒洗），阴阳水煎；如呕吐甚者，重用川黄连，加石菖蒲，以清热燥湿，化湿开胃；如泄泻甚者，重用蚕砂，加灶心土，以祛风湿，温脾涩肠止泻；如转筋甚者，重用木瓜、酒炒薏苡仁，加牛膝、白芍药、丝瓜络，以祛风化湿、养阴和络；还可用木瓜煎黄酒、烧酒，趁热用布熨。木瓜平肝舒筋、和胃化湿，酒制可借其热性行走，加强其疏经之力。如邪毒壅滞血络伤营，而见舌绛肤黑爪紫者，急加紫花地丁、益母草、金银花藤、蒲公英，清热凉血解毒，活血通络；如邪热内盛者，加犀角以清热凉血解毒；如夹痰、食积滞而中脘胀闷者，加厚朴、蔻仁、法半夏、橘红；或加莱菔子、枳实，以行气化湿和胃，消积导滞；或伏温趁机夹发，热结不化者，须根据邪伏轻重、热结深浅，加豆豉、淡黄芩、山栀，以清热透伏邪外出。如遇四肢厥冷、脉伏、汗淋、阳气欲脱者，须辨明其因。阴盛格阳外越者，为中寒霍乱，当予干姜、附子以驱寒护阳；真元不足，虚阳外脱者，为正虚霍乱，当予人参、白术、肉桂、附子以固本回阳；邪热内闭，以致阳气外厥者，为热霍乱之最重，当予大剂清凉之剂以开泄伏热，则内闭渐通，外厥自回；如服药即吐者，则令其休息后缓缓再服；如足冷者，用生附子打烂涂涌泉穴，可回阳救逆、助阳补火散寒。

柳宝诒诊治湿热霍乱，遵崇经典，但不拘泥于古法，用心细密而灵活。辨证上，强调分清寒热，辨明兼夹虚实，注重热霍乱；鉴别三种阳脱霍乱，以避免误治；治疗上，注重疏化畅通气机，扶正祛邪兼顾。结合实际，临证变通，使邪有出路，正气可守；用药活泼，随症而施，变化无穷；且能自创外用疗法配合治疗。

案例

上不得吐，下不得泄，肢冷脉伏，躁烦不宁，脘腹胀硬，此所谓干霍乱也。病已四日，声音低微。邪锢气蔽，阴阳之气不能交济，即有离脱之象。当此之际，急宜开泄，得以转机，再商煎剂。先服飞龙夺命丹，接服玉枢丹（西珀、灯心汤下）。

二诊　迭进开泄之品，大便得泻，足冷得温，手虽未热，两脉均起，气机渐有通达之象。惟腹中按之仍痛，小水未通，其中郁伏之邪，尚未一律外达，病势大有作为。立方宜泄邪为主，再得松机乃吉。川朴、郁金、豆卷、藿梗、江枳壳、沉香曲、焦楂炭、木香、猪苓、苏叶梗（各）、木通、玉枢丹。

三诊　大使屡次畅行，小水亦通，舌转赤绛，苦转黄燥，口渴引饮。郁伏之邪，燔灼阳明，腹中仍痛，积垢尚多，病情尚有波折。拟方专用清透法，兼泄积热。鲜生地（豆豉打）、鲜石斛、淡黄芩、生枳实、瓜蒌仁、郁金、生锦纹（酒炒）、苏叶、茅根。

四诊　大便屡次畅解，舌苔清润，积垢得以清净。惟夜不安卧，腹中未和，浊热尚未清泄也。方与清化，兼参泄降。鲜生地、鲜石斛、淡黄芩、姜皮、生枳实、枣仁（川连炒）、黑山栀、软白前、竹茹、茅根。

——《柳宝诒医案·霍乱·孙案》

按：本案为干霍乱之证，历经四诊。霍乱初始之时，由于湿邪阻滞中焦，气机不畅，升降出入失常，有气逆之上逆呕吐、下气之泄泻之症。这时由于病因只是湿邪中阻，故采用芳香疏泄法，祛除湿邪治疗即可。广陈皮、木瓜之类的药皆可化湿。干霍乱之时，阴阳不能交济，有相互离脱之象，治疗此证之初，柳宝诒采用了开泄之法。待气机渐有通达，不再上不得吐、下不得泄，大便得泄，病情有转机后，继用泄邪之法，疏解气机。三诊时大便畅行更加顺利，病势佳，然郁伏之邪燔灼伤阳明，阴液耗损，垢物增多，故治疗时在原有清透宣泄的基础上兼以疏泄积热。四诊时积热得泄，积垢得以清净，但热难全清，余热内留，选择继续清化的治疗方法。柳宝诒在治疗此例霍乱时，从始至终都运用了清化宣泄之法，力求将浊热疏泄。在病情的发展过程中，柳宝诒注意到了病位的变化，先调畅气机，使气能从上下两窍宣降，后宣发疏泄，达到事半功倍的效果。

（五）呕哕

纵观柳宝诒所列有关呕哕的14例医案，笔者发现柳宝诒辨治呕哕，以肝木内克，肺胃之气不降，胃气上逆为其基本病机。治疗总以疏泄肝木，清降肺胃，化痰通幽之法。

案例1

呕吐酸浊，不能纳谷，痰浊内阻，胃气不降，幽门不通。每吐必先撑痛，病因情志不舒，肝木内克而起，与王太仆所称食入反出者不同。大解艰燥，肠液渐枯。姑与泄肝降胃，通幽化痰，冀胃气得以下行为顺。干姜（盐水炒）、川连（姜汁炒）、干菖蒲、制半夏（醋炒）、吴萸、云苓、黄芩、枳实、白芍（土炒）、杜苏子、小青皮（醋炒）、野於术、竹二青、陈佛手。

——《柳宝诒医案·呕哕·金案》

按：本案为情志不遂，肝郁不畅，肝木克伐脾土所致。脾失健运，气血生化无源，同时不能运化痰湿，以致痰浊内阻，气行不畅，胃失和降，而呕吐泛酸；又见“大解艰燥”，肠液渐枯，治以泄肝降胃，通幽化痰，以期胃气得降而止呕。

案例2

气逆于肺胃之间，频作嗳噎。前人谓之神思间病，即膈症之萌，能怡情悦志即愈，非草木所能治也。旋覆花、前胡、枳实、象贝、郁金、绿梅花、瓜蒌皮（姜汁炒）、代赭石、橘红、细苏梗、姜竹茹。

——《柳宝诒医案·呕哕·杨案》

按：本案为情志不畅，肺胃之气不能肃降，胃气上逆所致。此患者症有嗳噫频繁发作，膈居于肺胃之间，情志因素影响肺胃之时，使胃失和降，膈间气机不利，逆气上冲于喉间，至嗳噫频作。因此，治疗以降肺胃之气以止呃。

案例3

咽喉梗噎，纳谷呕吐者，两日有余，大解艰燥。薛一瓢云："逆上者，肝邪也，金不制之耳。不纳者，胃病也，肺气不降耳。"此证并非胃之不纳，而由乎肺之不降。即仿其法，冀图稍松。旋覆花、郁金、瓜蒌皮（姜汁炒）、杏仁、刺蒺藜、枳实、瓦楞子（盐水煅）、紫菀、百合、苏子、枇杷叶、生姜、竹茹、白蜜（冲）。

——《柳宝诒医案·呕哕·都案》

按：本案是肺气不降所致之呕吐。"咽喉梗噎，纳谷呕吐，大解艰燥"，此并非胃之不纳，而是由于肺气不降所致。因此，以旋覆花、紫菀、百合、苏子、枇杷叶、枳实等降肺和胃，降逆止呃。

（六）咳嗽

柳宝诒认识到古今疾病变化繁多，论治咳嗽强调分清虚、实、痰、饮再施治，勿拘泥《伤寒论》《金匮要略》治实咳之法以治虚咳，或妄用后世治虚咳之法以治实咳；勿混淆古病今病，将饮病、痰病一概而论；还提出"且夫病原者，论治之要旨也；虚实者，论治之通义也。何独于咳嗽而辨之？"（《柳宝诒医案·咳嗽》）实证咳嗽，偏于清降肺胃，疏络止咳；虚证咳嗽，以养阴为主。虚实夹杂者，总以清养为治咳大法。

案例 1

咳痰不爽，喉中有声，痰为邪阻，法当润降。南沙参、前胡、射干、象贝、杏仁、苡仁、苏子、冬瓜仁、旋覆花、橘络、瓦楞子、枇杷叶。

——《柳宝诒医案·咳嗽·尚案》

按：本案为痰邪犯肺，肺气肃降失常，气逆于上所致。治疗采用润肺阴降逆气之法。当痰浊侵犯上焦，痰壅肺胃而气机不畅，肺气不降而喘咳，胃气不降而呕吐，用枇杷叶、桑叶皮、杏仁等既化痰止咳又降逆止呕，咳呕兼治。枇杷叶为治咳嗽常用药，柳宝诒几乎每案中都要用到此药。

案例 2

咳嗽内热，右脉浮数如沸，左脉细数。热蕴于上，肺脏受伤。急与清肺化热，冀其速退。鲜沙参、前胡、杏仁、苏子、青蒿、白薇、丹皮、淡黄芩、旋覆花、桑白皮、地骨皮、枇杷叶、芦根。

——《柳宝诒医案·咳嗽·杜案》

按：本案咳嗽为内热炽盛，热蕴于上，灼伤肺阴所致。治疗时，急用黄芩、枇杷叶、桑白皮清热止咳化痰；用鲜沙参、青蒿、白薇、牡丹皮、地骨皮等滋肺阴润燥清热。若浊热未清，仍以清肺金而化热为首要原则。

案例 3

微邪伏于阴分，寒热兼作。近感新邪，复增咳嗽，当与清阴肃肺，疏泄邪机。南沙参、前胡、杏仁、橘红、紫菀、青蒿、淡黄芩、白薇、丹皮、生鳖甲、槟榔、茅根、枇杷叶。

二诊　肺气未复，复感新邪，咳嗽内热，再与清散。南沙参、前胡、大力子、杏仁、象贝、桑白皮、冬瓜仁、紫菀、苏子、青蒿、瓜蒌皮、橘红、桑叶、枇杷叶。

——《柳宝诒医案·咳嗽·张案》

按：本案为邪伏阴分所致。疟疾发作，寒热往来，外感新邪，咳嗽发作，此时疏泄外邪，即可缓解咳嗽。若咳嗽未解化热，治疗时，需兼以清热。有时是因为寒邪侵犯肺俞，郁而化火肺燥咳嗽，其虽表现出热象，但其病因与单纯的内热不同，需要使用温化法治疗。

案例 4

痰浊上壅，肺胃不降，舌色干白而厚，咳呕兼作，内热不解，当与疏解。盐半夏、橘红、茯苓、南沙参、苡仁、象贝、杏仁、紫菀、苏子、桑叶皮（各）、前胡、枳壳、通草、竹茹、枇杷叶。

——《柳宝诒医案·咳嗽·方案》

按：本案为痰浊上壅，肺胃不降所致。体内痰浊壅盛，舌质白而苔腻厚而干；肺胃之气不降，则咳呕兼作，内热不解，易伤肺胃之阴。治疗以疏解气机，清热化痰为主，辅以滋阴清热之品。

案例 5

络气不通，咳逆引痛，痰色腥黄而秽，浊热内壅，肺金不降，宜清肺和络。鲜沙参，冬瓜仁，苡仁，桃仁，旋覆花，归须，橘红，瓜蒌皮，桑叶皮（各），滑石（杏仁同打，绢包），芦根，枇杷叶。

——《柳宝诒医案·咳嗽·刘案》

按：本案为咳久内热痰黄，痰热壅肺所致。热邪郁里极易伤肺络，肺络阻窒，络气不通，喘咳时，带动胸胁疼痛，柳宝诒治此常用清肺和络之法。

在“咳嗽”篇所选 12 则案例中，有 11 例选用南沙参，仅 1 例未用，所占比例为 91.7%，南沙参一般伍于养肺阴、清肺热之药中，以治虚证，何以在本已邪实为患，当力祛邪的病案中，选用补益药南沙参呢？不畏犯实更实或寒之益寒之弊吗？与北沙参相比较，同为养阴药，但南沙参祛痰作用较强，根据现代药理研究南沙参的祛痰作用可持续 4 小时以上，并有强心作用。综上可知，在祛痰疏降肺气剂中选用补益养阴之南沙参，似不相宜，然揣其意似在祛邪之时，以防温燥伤肺之弊，实为未雨绸缪之意。

（七）咳喘

《柳宝诒医案·咳喘》中提到老年人正气虚弱，痰壅气逆，有喘不能卧之虚象。医案中有“自夏及秋，金伤已甚，喘逆不能平卧”之说。柳宝诒认为肺金大伤时，会出现虚喘，此时宜清肺疏邪，降肺气平喘，消痰浊养肺。其注重标本兼治。

案例 1

承示华君失音病原一纸，再四推度，此症因伤风而起。发言即觉气促吃力，其为肺气不利可知。看书即心嘈动气，心火升而肺气不降也。当伤风咳嗽之时，其因不忌油腻，致热痰胶结，肺窍不利而然乎！否则风邪化热，外为寒气所遏，或骤进冷物凉饮，与痰热搏激，亦能致此。若是大实大虚之证，则绵历年余，必有变动，不应若此之安然也。治疗之法既非虚证，自不应补；病久肺阴渐伤，更不宜燥；即与清火化痰，似乎中病，而不能疏涤肺窍，则久结之痰，嵌于肺隧者，仍不能化，而音仍不能出也。鼻准微红，即有痰火之据。痰火壅而肺津渐烁，故喉间喜食清润，而不宜燥辣。延久失治，肺液日枯，亦将致重。刻下忌饮酒以助热，忌食油腻浊厚之物以助痰，再用清涤肺窍之物，制膏常服。俟一月以外，观其效否若何？录方候高明教正。甜杏仁、苦杏仁、广橘络、南枣肉、通草、鲜竹茹、石菖蒲、西洋参、百部（蜜炙）。上药煎浓汁，滤净约一大碗许，加入鲜生地汁、鲜沙参汁、人乳各两碗，再熬至稠厚，入西血珀末、川贝末成膏。每日两许，含入口中，细细咽之，用枇杷叶汤过口，早晨临卧服两次。嫩芦根（去节）泡汤代茶。燕窝汤常服。

——《柳宝诒医案·咳喘·华案》

按：本案为痰火壅滞而肺津渐烁所致。伤风需要疏涤肺窍，化久结之痰，治疗时忌饮酒以助热，忌食油腻浊厚之物以助痰，再用清涤肺窍之物，否则音仍不能出。本案病位在于肺，日久伤及肺阴所致，故治疗宜滋阴清肺。

案例2

前承手示，读悉一切病原。细审贵恙情状，此病盖不在肺而在肾也，《内经》谓内夺而厥则喑痱，少阴不至者厥也。是失音一症，因有由于肾气之虚者矣。呼吸之气，呼出心与肺，吸入肾与肝。从前多言伤气，勉强提振，吸入之气，不能归藏于肾，肾气日耗，致少阴之气，不至于咽而喑。稍说话即觉吃力，不过因肾气虚，而无力以下吸耳。至咽痛乃吸动虚火循络而升，故转不觉其虚，其病盖更深一层矣。其看书亦觉吃力者，前人以不能近视责之水亏。看书则目光专力于近，亦能吸动肾阴故也。作文则劳心，行动则劳形，皆不专关于肾，故于病无增损耳。平日因看书说话受伤，所损者是无形之气，与精血枯槁者不同，故能起居饮食，一切如常，病经久淹，不致摇动其根本也。以此推求，则治肺之药，确于病原不合，其数年服药而不效者，得无以此故乎。兹姑就刍见所及者，拟方录呈，以便采择。大熟地、党参、龟板、牡蛎、牛膝、潼蒺藜、远志、杞子、菟丝子、天冬、巴戟肉、肉苁蓉、车前子、川石斛。

二诊　读前案及方，深合病机。惟伏热浊痰两层，虽投轻清，而未与疏泄。据述自粤至沪，在船大呕，登岸后服青宁丸，又复泄去浊垢如痰者甚多。此皆病之去路，故迩日病势颇减。刻诊脉象，软细带数，两关略浮。其伏热之在阴，浊热之在胃者，大段虽去，而余炎犹存。气升喘喝，劳动则甚，肾气不摄，肺气不降，遗泄频发，肝脏有热下注疏泄也。口苦舌燥，热久而液干也。此症就虚一面论，不过病久阴伤，金水不承，自当用养阴调摄法，以善其后；就实邪论，则从前肺胃痰浊蕴热，固未能一律清泄，即肝肾之郁热，亦未能清澈如常。所以上而肺胃，下而肝肾，其见象总不能霍然也。灰中余火虽若无多，而日引月长，亦有烁液耗阴之虑。此病之最易慎防者，即在乎此。兹拟两法，一则疏彻其余热，以除其致病之原；一则清养其阴液，以补其被伤之地。相继进服，调理一月，可以复原。鲜沙参、原石斛、苡仁、牡蛎、旋覆花、白薇、丹皮（炒）、黄柏（盐水炒）、洋参、黄芩（酒炒）、川贝、紫菀、百合、芦根（去节）。

三诊　续服清养阴液方。大生地、天冬、洋参、黄柏（盐水炒）、春砂仁、白芍、牡蛎（盐水煅）、丹皮（炒）、麦冬、苡仁、川贝、生甘草、莲子须（各）。

——《柳宝诒医案·咳喘·冯案》

按：本案为肺胃蕴热未净，病久伤阴，金水不承所致。此病病因不在肺而在肾，肾主气司呼吸，肾虚纳气失常，吸入之气，不能归藏于肾，稍说话即觉吃力，将其辨证为病位在肺，用以治肺之药，则与病位真正所在不同，食多年药也无效果，所以辨证准确十分重要，本案柳宝诒诠释了何为同病异治。虽都是失音之证，但其病机不同。实证，多在肺，为金实不鸣；虚证，多在肺肾，为金破不鸣。

（八）咳血

柳宝诒认为咳血是咳嗽长久伤络，肺气上逆而不降所致，拟用润肺降逆和络之法。湿痰浊热结于肺胃之间，肺受热熏，络脉受损致血外溢，用疏降浊热之法。

案例 1

先有浊痰蕴于肺胃，复感燥烈之邪，蒸蕴于内。肺金被灼，咳逆不已，痰秽带红。自夏从秋，浊热未净。脉象软数带弦，与虚热致损者实不同；但舌色深绛无苔，间有疳点。胃中津液被涸，仍有郁热内蒸。凡胃阴伤者，用药最难得效，姑与清养胃阴，润降肺金，兼佐清泄郁热，疏化秽痰之意。总以胃阴得复为第一要义。生洋参、鲜石斛、鲜沙参、生苡仁、冬瓜仁、紫蛤壳（青黛同打）、川贝、川百合、马兜铃、合欢皮、忍冬藤、丝瓜络、丹皮、枇杷叶、芦管。

——《柳宝诒医案·咳血·岑案》

按：本案为痰热灼伤肺金所致。先有浊痰蕴于肺胃，复感燥烈之邪蕴于内。肺金被灼，咳逆不已，痰秽带红。自夏入秋，浊热未净。热久耗阴，胃中津液被涸，仍有郁热内蒸。胃阴极易因内热损伤，柳宝诒强调要顾护胃阴，他认为："凡胃阴伤者，用药最难得效，姑与清养胃阴，润降肺金，兼佐清泄郁热，疏化秽痰之意。总以胃阴得复为第一要义。"

案例2

咳血未止，大便黑滑，乃瘀血由腑而下之象。但脉来虚数无神，内热体倦，正气已伤，而余瘀未净，有迁延入损之虑。生地、归身、赤白芍（各）、丹皮、桃仁、蛤壳、白薇、绵芪、炙甘草、十灰丸（包煎）、侧柏叶、藕节、童便。

二诊　瘀清血止，而营血被伤已甚。内热，咳嗽，脉数，须防入损之途。仿人参养营法。党参、归身、绵芪、生地、茯神、枣仁、炙甘草、丹皮炭、白薇、蛤壳、百合、紫菀、川贝、枇杷叶。

三诊　血止复来，血络伤而未复，为气火所迫，上熏肺金。内热，咳嗽，脉数，已入损象。少腹不和，咳嗽作痛，亦属血络之病。姑与和络降肺，清养营阴。旋覆花（新绛同包）、归须、橘络、生地、白芍、丹皮、白薇、蛤壳、百合、牛膝炭、阿胶（牡蛎粉炒）、麦冬、枇杷叶、藕节。

四诊　肺损不能遽复，咳嗽气逆不减，胃纳不旺，上损及中，更为难治。仍与清降肺胃。北沙参、麦冬、生地、白芍、阿胶（蛤粉炒）、牡蛎、丹皮、扁豆、淮山药、白薇、兜铃、百合、枇杷叶。

——《柳宝诒医案·咳血·徐案》

按：本案为瘀热内蕴，灼伤血络，燔灼营阴所致。此案咳血不止，大便黑滑，是瘀血由腑而下的表现。内热体倦，正气已经损伤，而瘀血未净，可能入损加重病情。二诊时瘀清血止，但此时营血已伤。三诊血止复来，血络损伤而不能恢复，是气火上熏肺金内热造成的，此时病已深入。姑与和络降肺，清养营阴。四诊肺损不能遽复，胃受纳失常，损及上焦，仍与清降肺胃。瘀血造成的下焦出血便血，到后来瘀未清伤及营阴，病情加重伤及血络而出血，气火迫血上行于肺金，内热犯肺上逆而咳血，在此过程中病位发生了变化，而瘀未清是病情不断恶化的主要原因，当邪伤营阴之时，病情就已经难治，络脉极易损伤了。当肝火内动，络血外溢，胃中浊痰，随蕴热上蒸时，虽然此时肺金未伤，但须防止内热伤肺金。拟方泄肝清胃，佐以肃肺和络。血痹虚劳是当血络空虚生热，内热上熏，肺金被灼造成的，拟用畅营养阴保肺之法。

案例3

呕血屡发，每值发时，必先腹胀气升，吐涎肢冷。切脉弦数，左关按之独觉厥动不和。此皆肝火内郁，冲逆于阳明之络，故血从络溢。《内经》谓“阳络伤，则血外溢”，此症是也。治法宜清泄肝火，佐以和气降逆，仅与止血恐无当也。羚羊角、丹皮炭、黑山栀、白芍、丹参、郁金、龙齿、石决明（盐水煅）、茯神、白薇、橘络、秋石、竹二青。

二诊　失血之后，气火未平。刻诊脉象，左关与右尺浮动不静。相火不藏，势必引动浮阳，恐其再致血溢。拟方于清降中佐以潜安。大生地、白芍、牡蛎、丹皮炭、长牛膝（盐水炒）、潞党参、川黄柏（秋石化水拌炒）、砂仁（盐水炒）、制女贞、枇杷叶。

——《柳宝诒医案·咳血·方案》

按：本案为肝火内郁，冲逆于阳明络脉，血从络溢所致。此案呕血屡发，每值发时，必先腹胀气升，吐涎肢冷。《黄帝内经》中有“阳络伤，则血外溢”之说。如果不清泄肝火，仅和气降逆止血，则不能病愈。血从络溢是气火带动血液上行而溢血，咳血后气火仍在，若不清火降气，将会再次造成血溢的发生。

案例4

浊痰蕴留于肺，咳逆胸痛，痰黏音破，病已年余。肺金受伤已甚，而脉来短数细弦，热邪仍未清泄。姑与疏化法，以肃肺金。鲜沙参、冬瓜仁、川百合、苡仁、兜铃、川贝、旋覆花、桑白皮、蛤壳（打）、蝉衣、川石斛、丹皮、竹二青、芦根。

二诊　咳逆音破，金体先伤。近吐瘀紫浊痰，胸胁板痛，脉象浮软细数，左手较大，舌底色绛，气息短促。病因邪热留于营络，与肺金所蕴之痰浊，纠结熏蒸，津液被其消烁，化为脓浊。病情与肺痈相似，而图治不同。刻下阴液已伤，而瘀热未净。当先清养肺阴，疏泄瘀热。鲜沙参、生苡仁、冬瓜仁、桃仁、川贝、桑皮、鲜生地、蛤黛散、丹皮炭、瓜蒌皮、旋覆花、忍冬藤、芦根、枇杷叶。

三诊　痰红虽止，而肺阴被烁，难于遽复。脉数微弦，舌红目黄。内蕴之浊热，熏蒸于肺胃者，犹有留恋之象。拟以肃肺养阴为主，佐以清泄浊热之意。马兜铃、阿胶（蛤粉拌炒）、北沙参、细生地、麦冬、川贝、川百合、白薇、丹皮、牡蛎、忍冬藤、枇杷叶。另：琼玉膏（地黄汁、茯苓、人参、白蜜）开水送下。

——《柳宝诒医案·咳血·韩案》

按：本案是痰、瘀、热互结，灼伤肺阴所致。浊痰留于肺，咳逆胸痛，痰黏音破，病已年余。此时肺金严重受损，热邪仍未得到清泄。柳宝诒采用疏化法以肃肺金。二诊时咳逆音破，气息短促。此时留于营络的热邪与阻滞肺金的痰浊纠结熏蒸，津液化为脓血，其症情与肺痈相似。此时阴液已损伤，但是瘀热尚未清净。柳宝诒治疗时先清养肺阴，疏泄瘀热。三诊时，肺阴已经难于恢复，同时内蕴之浊热，仍然熏蒸肺胃，有留恋之象。拟以肃肺养阴为主，佐以清泄浊热。此方治疗过程中，清肃肺热的同时，配以养护肺阴。

（九）痰饮

柳宝诒认为，痰与饮同出一源。饮就是积水，而痰是积水凝炼而成。痰的形成缘于常人嗜欲过多，情志之火熏于肺，饮食之毒蕴于胃。刚发作时是烁饮而为痰，继而痰热壅滞，就会产生咳嗽等很多变证。因而，临床对痰证的治疗，柳宝诒提出了很多自己的见解。柳宝诒认为痰证的发病过程是涉及机体多系统的全身性病理改变，临证变化多端，治疗当辨清局部与整体，定位脏腑，确定虚实轻重缓急，才能有的放矢，准确治疗。常用治法有疏肝调中化痰法和清肝息风化痰法。

柳宝诒认为，“肝木郁结，侮陷中土……中土为木气所触，则痰浊上泛”，则可形成肝郁痰阻之证。临床每见脘腹作胀，纳谷欲呕，胸胁攻撑作痛，咳喘，甚则神识昏蒙，脉多弦硬不畅，又以左关为甚，或弦滑，舌苔腻。此证肝郁是致病之原，脾胃是受害之处，而痰浊则是二者功能失调的产物。所以，他着眼于肝和脾胃气机的调理，常用金铃子、枳壳、青皮疏肝泄木；半夏、川贝、竹茹、指迷茯苓丸和胃化痰；茯苓、白术、薏苡仁健脾化湿。俾肝气条达，脾胃功能有序，则痰化津布而恙安。若兼肝气犯胃，痰浊上逆者，习用旋覆花、代赭石、川连、半夏平肝降逆，和胃化痰；若痰阻入络，则仿叶天士治络法，每用旋覆花、橘络、青葱管、丝瓜络、瓜蒌皮、归尾等；如寒加桂枝；痰瘀交阻加桃仁、丹参、乳香、琥珀；脘腹撑痛为主者，加九香虫、降香片等。

柳宝诒认为，肝郁化火或木失水涵，阳升风动，复为痰浊所遏，风木不疏泄，上扰于颠则头痛且胀，眩晕耳鸣；内扰于心，则烦躁不安，惊悸怔忡；蒙扰心包，则神识不清，语言错乱，或癫仆吐涎；肺络被阻，则胸胁窒闷，咯血瘀紫夹痰；横犯于胃，则胀闷作呕，嘈杂不适；下注于肾，则梦遗滑泄。风阳夹痰之疾，柳宝诒每于清肝火、潜风阳之中，佐以化痰之法。清肝常以山栀、牡丹皮、羚羊角、赤芍、白芍、竹茹为主，或用当归龙荟丸；潜息风阳多取刺蒺藜、钩藤、菊花、天麻、羚羊角、石决明、龙骨、牡蛎、磁石之类；化痰和胃加石斛、川连、竹茹、半夏、陈皮等；肃降和络加旋覆花、橘络、百合、川贝、黛蛤散之属；痰蒙心包，则加豁痰开窍之竹沥、天竺黄、白金丸、姜汁、石菖蒲、郁金、制胆星等。对于阴虚木燥、痰浊内阻者，柳宝诒提出："此时若与滋养阴则助其痰浊，若进温燥又恐助火。""当养肝泄木以治其本，清火化痰以治其标。"治疗"以滋肝之药为主，佐以清神化痰，取药品纯润而不燥烈者"，取羚羊角、牡蛎、生地黄、赤芍、白芍与陈胆星、竹茹等相伍。

案例1

痰饮为外邪所搏，咳嗽气逆，法当表里两解。苏子叶（各）、紫菀、防风、牛蒡子、杏仁、粉前胡、盐半夏、橘红、茯苓、苡仁、枇杷叶（刷去毛）。

——《柳宝诒医案·痰饮·金案》

按：本案是外邪引动痰饮所致。半夏也多用生姜或明矾加工炮制，或制成半夏曲。而盐半夏是柳宝诒特有的炮制方法。

案例2

痰饮气逆，遇寒辄发。此寒饮射肺之证。惟胁痛，痰出不爽，宜于降浊中兼以疏化。青盐半夏、茯苓、橘红、五味子（干姜同研，炙黑）、旋覆花（绢包）、南沙参、冬瓜仁、杏仁、苡仁、苏子、枇杷叶。

——《柳宝诒医案·痰饮·岑案》

按：本案为外感寒邪引动痰饮，寒饮伏肺所致。咳痰不畅，胁肋疼痛，治疗以降浊疏化为主。

（十）痰火

痰火是指无形之火与有形之痰煎熬胶结储积于体内的病症，即所谓

“窠囊之痰”。平时可无明显症状。痰火易随肝胆流窜全身而发病。若风热痰火浮于上焦，则为咳喘；下注于肾，则为遗泄；内窜于络，则为痉挛；上升于颠，则为晕眩。临证可见头部及耳后有痰核如串珠状，或脏下有结核的病症。其核按之紧，推之不移，兼见舌红苔黄、脉弦滑数等。柳宝诒认为痰火多因“肝火痰郁”所致。总以清肝化痰为基本治则。但治疗之时，柳宝诒也强调治痰之药，因性燥烈常耗烁阴液，因此，选择“纯润而不燥烈”之品，拟用滋肝之药为主，佐以清热化痰之品，避免了阴液的再次损伤，而致病情迁延难愈。

案例

肝火为痰浊所遏，不得疏越，内蒙灵府。前与清肝豁痰，已得小效，再依前法增损。黑山栀、粉丹皮、天竹黄、左牡蛎、广郁金、首乌藤、茯神、枣仁（川连炒）、远志、菖蒲、竹二青。另：磁朱丸、白金丸和匀，灯心汤送下一钱。

二诊　肝火虽平，而痰浊内盛。脉情缓滑，舌苦浊腻。再与疏化痰浊。丹参、元参、胆星、丹皮、黑山栀、牡蛎、川贝、菖蒲根、郁金、茯神、枳实、半夏曲。

三诊　浊苔得化，而脉象弦滑未净。上焦痰火不得清肃，再与清火化痰。丹参、元参、丹皮、黑山栀、广郁金、菖蒲根、川贝、牡蛎、龙齿、细川连、金石斛、远志肉、鲜竹二青。

——《柳宝诒医案·痰火·席案》

按：本案为肝火为痰浊所阻遏，不能得到疏越，痰蒙灵府所致。当选清肝豁痰之法。二诊时肝火已平，但此时痰浊仍然内盛。此时再选择疏化痰浊之法。三诊时痰浊有余，上焦痰火不得清肃，再用清火化痰。此外除了痰浊不能疏越，痰蒙灵府外，肝火为痰浊所遏，下注于肾，则为遗泄；内窜于络，则为痉挛；上升于颠，则为昏眩。体丰多湿之人，痰浊中阻，此时如果进行滋补可能会助湿生痰。若遇木火郁遏，湿痰蒙壅。柳宝诒考虑到“肝木当滋，而虑其助浊，去湿痰怕伤阴”，他斟酌于二者之间，选择了培脾和胃，以治生痰的源头，同时滋养阴液以柔肝，制止动火。

（十一）虚损

纵观柳宝诒“虚损”门下二十六则医案，不难看出他对阴虚劳损的诊治尤有心得。阴虚成劳，每累及肝肾肺胃，治疗可因脏腑而异。然柳宝诒擅长从肺论治，盖肺为水之上源，养肺阴即是滋化源，可求金水相生；阴虚生内热，“肺金不胜内热燔灼”，则“阴热内熏，致肺金失其清肃”，故不可不虑清金保肺之治。体现在用药方面，柳宝诒常选择甘寒生津之品如生地黄、百合、南沙参、北沙参、天冬、麦冬之类，配以咸寒益阴如牡蛎、白薇之属，养阴润肺，清肃水源。而这些药物中兼凉血、降火之职者，能降虚火，安血络，又能应阴虚热蒸，络伤血溢之变。从脏腑五行生克来看，肺属金，金克木，火克金。肝为木脏，极易动火升阳，肝火妄动，则不畏金克而反侮金；阴虚劳损，已有金亏于前，又添木火刑金，必如柳宝诒所言“金愈弱则木愈强，势必金枯阴涸，肝肺两损”（《柳宝诒医案·痰火》）。

因此，虚损伤阴，须防木火之贼。柳宝诒不仅注意到这一点，也认识到“水不涵木则木燥，木燥则生火”，“火燔阴伤，上灼肺金，下吸肾水”，是肺肾受伤皆重，伤阴尤甚。故在治疗上，特别重视清泄肝火。药用酸寒之白芍合苦寒之牡丹皮，清肝泄火，或入黛蛤散，凉肝清热，或增当归、山栀子等，则当归、白芍相配养营滋肝，牡丹皮、山栀子相合泄火清肝，滋清两擅。若病进一步发展，木气过升，阳气不潜，又常配伍菊花、刺蒺藜等平肝祛风，石决明、牡蛎等镇肝潜阳。上述诸药并用，则肝热自清，其阳自和。

柳宝诒谓：“古人治虚证，多以保元建中为主；诚以损及中气，即投药亦难效也。”在柳宝诒看来，虚损及中，往往病情复杂，调治棘手。在他的医案中，可见如下之记载，“中气亦虚，在虚证中最为重候”，“阴阳俱伤，脾肺两碍，用药殊难着手”，“最重者刻已损及中焦，不能多进滋补，用药殊难为力耳”。因此，病进至此，治疗就须参入培土之意。从柳宝诒的用药来看，培中不离甘味，因甘以补脾、甘能守中；故他常以山药、白扁豆、薏苡仁、莲子等甘淡实脾，以石斛、沙参、麦冬、玉竹、燕窝等甘润养胃，以党参、黄芪、白术、炙甘草等甘温建中；此外，又加入炮姜炭、砂仁、木香、陈皮等辛香之品，以健脾运。这些性味相异的药物配伍应用，或寒温并投，或补泻同施，均意在使中气有持，而治可进退。

虚损虽本质为虚，见证却往往虚实夹杂，因此，治疗时尚须泻实。诚如清火即是救阴，在柳宝诒医案中，此类用药亦不少。如以蛤壳、贝母、瓜蒌皮等清化痰热，以薏苡仁、冬瓜仁等渗泄湿浊，以桑白皮、枇杷叶等清降气逆，以旋覆花、归须、橘络等行瘀和络，以马兜铃、阿胶、紫菀等凉血止血，是分别针对痰热、湿浊、逆气、络瘀、血热而设。更有因虚感邪者，致“微邪恋于阴分”，柳宝诒于此有“助阴托邪”一法，即在养阴中，稍参疏泄。此疏泄的代表用药为青蒿、茅根，两者既入气分，又入血分，宣透伏热而外散，截断病进。凡此皆可谓祛邪安正之法。

案例 1

营阴亏耗，木火易浮。近因哀戚过度，肝气上逆，肺气不降。向晚内热盗汗，肝阴伤而肝阳越也。咳呛不止，气从左胁上升，逆于胸臆，正属木火刑金之候。阴愈弱则热愈炽，金愈弱则木愈强，势必金枯阴涸，肝肺两损。调治之道，不外养阴清热，肃肺柔肝。务须虚怀调摄，乃能退出损途。生地、白芍、洋参、沙参、麦冬、牡蛎、蛤壳、川贝、苡仁、旋覆花（归须同包）、丹皮、白薇、郁金、桑白皮、枇杷叶、竹二青。

——《柳宝诒医案·虚损·陆案》

按：本案为木火刑金所致。肺金亏耗，肝火上犯，则见夜热盗汗；肝气从左胁上升，逆于胸臆，则咳呛不止。随着病情的发展，肺金越虚，肝火越盛，肝阴亦更虚，如此循环，势必肺金枯竭，肝肺两损。治疗当以养阴清热，肃肺柔肝。药用沙参、麦冬滋养肺阴；白芍养血柔肝；生地黄、郁金、牡丹皮、白薇清热凉血，解郁降火；川贝、桑白皮、枇杷叶、竹二青清热化痰；大量滋阴清热药中配伍洋参、蛤蚧补阳益气之品，以防寒凉伤及正气，病更难治。

案例 2

先患咯血，营阴亏损。因时感邪热，肺胃津液亦伤，咳迫气喘，晚热盗汗，营阴之损象日深，脉象虚细而数，舌苔光绛润。下滋肝肾，上养肺胃，是属一定之理。惟食少便溏，上损及中矣，又当参入培土之意，方为稳当。北沙参、麦冬肉、生地炭、白芍、百合、苡仁、牡蛎、怀山药、白扁豆、霍石斛、白薇、丹皮、炙甘草、燕窝。另：琼玉膏（地黄、茯苓、人参、白蜜）临卧枇杷汤下。

二诊　养阴清肺，兼培中土，阴热似乎稍减；惟内热盗汗，咳喘便溏，频作不已，则肺胃之液，肝肾之阴，均难遽复。且中气虚陷，大便不实，凡凉肾之剂，尤宜斟酌用之。拟以培土生金为主，兼用滋摄之法。党参、北沙参、怀山药、白扁豆、麦冬、苡仁、生地、五味子、丹皮、白薇、霍石斛、蛤壳、燕窝、胡桃肉。

——《柳宝诒医案·虚损·孙案》

按：本案五脏虚损所致。本已肺肾阴亏而见咯血，又复感邪热，伤肺胃之津液，而见“咳迫气喘，晚热盗汗，脉象虚细而数，舌苔光绛润”，说明“营阴之损象日深”。下滋肝肾，上养肺胃，是“一定之理”。但见食少便溏，脾虚之象，当参入培土之品，方为稳妥，遂加入薏苡仁、怀山药、白扁豆、琼玉膏即是此意。二诊之时，阴虚内热略有好转。“惟内热盗汗，咳喘便溏，频作不已”，中气虚陷，大便不实，凉肾之品，宜为慎用。加入五味子、胡桃肉补肾收敛固摄。

案例 3

咳嗽痰黄，经年不止，内热盗汗，经停脉数，是属营损金伤之病。神色枯瘁，气促胸板，肺金受伤已甚。而向晚腹痛，便溏下血，脾土先虚。舌白少纳，又未可专投滋腻。病势固深，用药尤多碍手。姑拟培土生金，清阴和络，用上中同治之意。但顾虑既多，用药即难于奏效耳。北沙参、生於术、川贝、砂仁、麦冬、川百合、紫菀、生地炭、丹皮炭、旋覆花（新绛同包）、橘络、木香、炙甘草、枇杷叶。

——《柳宝诒医案·虚损·尤案》

按：本案为营损金伤脾虚所致。内热盗汗，经停脉数，为营阴受损；向晚腹痛，便溏下血，舌白少纳，脾土已虚；治疗当以培土生金，清阴和络，用“上中同治之意”，柳宝诒亦指出“用药即难于奏效耳”。虚劳之疾，涉及五脏气血阴阳之虚，用药甚难周全。生白术、砂仁、枇杷叶、木香健脾和中，麦冬、川百合、北沙参、生地黄炭、牡丹皮炭滋阴凉血，川贝、紫菀、旋覆花、橘络清热化痰和络。诸药共奏培土生金、清阴和络之功。

案例 4

咳嗽而兼泄泻，一年未愈，肺阴为湿热浊痰所伤，而舌红咽干；肺移热于大肠，则澼泄无度。脉象虚数，有金损之虑。南北沙参（各）、紫菀、马兜铃、蛤壳、苡仁、丹皮、川百合、桑白皮、阿胶（蛤粉炒）、麦冬、枇杷叶。另：琼玉膏开水送下。

二诊　前与清肺养阴，咳嗽稍减，而阴伤不复，内热脉数。仍当清养肺胃为主。北沙参、川百合、麦冬、阿胶（牡蛎粉炒）、蛤壳、白芍、川石斛、生地、茯苓、炙甘草、生熟谷芽（各）、枇杷叶、红枣、干荷叶。

三诊　得清养药，澼泄略止，而痰咳内热未减，脉象细数，肺胃阴液俱亏。法当清养肺胃。金石斛、玉竹、南北沙参（各）、生地、阿胶（蛤粉炒）、麦冬、马兜铃、百合、丹皮、白薇、枇杷叶。

——《柳宝诒医案·虚损·史案》

按：本案为肺胃阴液亏虚所致。病起一年未愈，见舌红而干，是肺阴为湿热浊痰所伤；肺热下移大肠，则澼泄无度；脉象虚数，则肺热伤阴之象。药用南沙参、北沙参、麦冬、马兜铃、阿胶等滋阴清肺止咳。二诊咳嗽稍减，但内热脉数、阴虚未见好转，加茯苓、生谷芽、熟谷芽、红枣、干荷叶等清养胃之气阴。三诊继续清养肺胃为主。

案例5

令嫒之病，前次晋诊，已邪少虚多之疾，况近日又发疹瘖，又能汗解，其邪谅已无多；惟体气向系阴虚，邪既乘虚陷入，则阴气不充，其力不能鼓邪外达，故在他人可一汗而解者，在此屡汗不清也。汗屡出则阴愈伤，驯至晚热盗汗，咳嗽脉数，从此延成损候者，亦往往有之。其机关全在邪机将退之时，只要汗便两畅，邪机外出之路，力能通达不滞，即当专意养阴，助阴气以托余邪，断不可畏其留邪，迁延贻误。盖养阴之品，类多滑润，绝不至有留邪之弊。惟性味酸涩收敛者，必须避之。古人如伤寒门中之复脉、黄连阿胶汤，温热门中之三甲复脉、定风珠等方，大剂滋补，皆用于邪机未尽之时；而初无顾虑者，诚以阴气苟充，则邪之已化热者，自能鼓之外达，不必虑其留邪也；设或有未化之邪，夹杂于内，当兼用清化。令嫒之病，阴气既已大伤，此时即有余邪，亦属伤阴烁肺之余热，症与三甲复脉之例相似；惟彼则专主肝肾，此则兼重脾胃有异耳。兹就愚意所及，悬拟一方。其胸中空洞者，是肺胃之津气两虚也。虚热熏灼及肺则作咳，咳则引动气火上升不已，故热作而气亦不平也。舌苔微黄，口中燥渴。胃中谷气，为热所蒸则苔黄；胃阴本亏，复为热灼则燥渴。此病阴虚为本，而此等见症，均属标病；但阴气得复，则各症均在所治之中矣。拟方如下，录后采用。生地、白芍、洋参、白薇、归身、牡蛎、丹参、牛膝炭、百合、北沙参、金石斛、夜交藤、竹茹。[加减]如舌苔黄甚，加生枳实、瓜蒌皮；晚来热者，加鲜生地煎燕窝汤可服。

——《柳宝诒医案·虚损·黄案》

按：本案胃阴亏虚所致之虚劳。柳宝诒在本医案中理法方药叙述翔实，以供参考。

（十二）盗汗

柳宝诒认为盗汗为营阴不足，内热熏蒸所致。治疗以养阴清热为基本大法。若“中气不旺，盗汗不止”，当以培土生金，调和营卫，效仿复脉汤加减用药。

案例 1

热止而盗汗日作。从前邪恋日久，阴气受伤所致。当清养营阴。生地、归身、白芍、丹皮、白薇、川石斛、北沙参、绵芪、砂仁、茯苓、泽泻、牡蛎、红枣。

——《柳宝诒医案·盗汗·胡案》

按：本案为气阴大伤所致。虽热已止，然而盗汗每日发作，不为内热之邪所致，而是病久阴伤所为，阴气已虚，不能制阳，于是阳气内蒸，外为盗汗。治疗采用清养营阴之法。药用牡丹皮、白薇、川石斛、北沙参滋阴清热，配以黄芪、砂仁、茯苓、泽泻健脾益气，当归、白芍养血。

案例 2

阴伤不复，法当养肺。但中气不旺，盗汗不止，当培生金，仿复脉加减。生地、白芍、麦冬、阿胶（蛤粉炒）、丹皮、牡蛎、生甘草、於术、北沙参、白薇、川百合、款冬花、枇杷叶。

——《柳宝诒医案·盗汗·吴案》

按：本案为中气不旺、肺金亏虚所致。生地黄、白芍、麦冬、阿胶、甘草为加减复脉汤（缺麻仁一味），滋阴养血，生津润燥。配以北沙参、百合、白薇、牡丹皮增强其滋阴清热之力；白术益气健脾，有培土生金之意。

（十三）内伤发热

柳宝诒认为内伤发热的病机为虚实两类。虚证多由中气不足、血虚失养、阴精亏虚所致，实证多由气郁化火、瘀血阻滞、痰湿停聚所致，亦有虚实夹杂者，如“营阴亏损，肝火浮动”“中气素虚，痰不易化”“脾气先虚，更复困于暑湿”者。根据证候、病机的不同分别采取针对性的治疗原则。若脾气不足者，以培中法，兼有暑湿、痰浊等，佐以疏化之品；若阴虚内热者，以养阴法，邪热郁伏不外达者，当以养阴托邪；若营阴亏损，肝火浮动者，当以养阴息肝之法。

案例 1

咳逆引痛，在腰肋之间，乃肝肾部位，虽因邪热瘀阻，然而脏阴未尝不伤。晚热盗汗，营虚有热也。气升喘促，行动则甚，下元不能收摄也。拟方养阴摄气，佐以和络。长牛膝（盐水炒）、杜仲（酒炒）、熟地（砂仁拌炒）、潼沙苑（盐水炒）、甘杞子（酒炒）、橘络、牡蛎（盐水煅）、丹皮炭、白芍、磁石（煅）、归身（炒）、丝瓜络（乳香拌炒）、胡桃肉（打）。

二诊　病历一年矣，证情虚实错见，内而脏腑，外而经络，随处见病，莫可指其病原之所在。兹细思推究，其始由乎肝胆，先由郁热内蕴，复为外感所遏，以致熏蒸燔灼，营阴独承其弊，上蒸肺胃，其津液悉变为痰浊。一路来晚热盗汗，气促痰多，其最悉由乎此。刻下阴液渐涸，经络之气，无以主持，故随气刺痛；而脾运不旺，纳谷仍化痰涎。脉象右手弦数，肺胃间仍有余热熏灼。如一间破屋，东穿西漏，修理者几于无处下手，只可随时修补罅漏，冀无风雨飘摇。一两日后，苟能中气有权，方可着手。太子参、川石斛、淡黄芩（酒炒）、白薇、刺蒺藜、潼沙苑（盐水炒）、丹皮炭、半夏曲（炒黄）、橘红络（各）、苡仁、枇杷叶。

——《柳宝诒医案·内伤发热·水案》

按：本案为邪热伤阴所致。此案见咳逆引痛，病位在腰肋之处，位属于肝肾，此时虽因邪热瘀阻，然而脏阴未尝不伤。夜晚营阴亏虚，发热盗汗。气升喘促，行动加剧，是下元不能收摄的缘故。柳宝诒拟方养阴摄气，佐以和络。二诊时疾病已历经一年，此时证情虚实错见，内而脏腑，外而经络，随处见病，莫可指其病原之所在。柳宝诒细思推究，认为病始由乎肝胆，先由肝胆郁热内覆，复为外感阻遏，以致热邪熏蒸燔灼，营阴由此损伤，热上蒸于肺胃，煎灼津液悉变为痰浊。晚热盗汗，气促痰多，皆由此产生。营阴损伤，阴液渐涸，经络之气无以依附，故随气刺痛；同时脾运不旺，纳谷仍化痰涎。脉象右手弦数，肺胃仍有余热熏灼。柳宝诒将其比喻为一间破屋，东穿西漏，修理之人几乎无处下手，只可随时修补缺漏，冀无风雨飘摇，可谓十分形象。一两日后，其认为如果中气有权，方可着手。

案例2

入夜蒸热，盗汗气促，神烦，切脉弦急浮硬。邪热郁伏阴分，由肝肾外达，气深道远。腰痛胁刺，皆气郁不达之象。治宜养阴托邪，俾伏热得以外解。大生地（炒松）、大豆卷（炒）、白芍（酒炒）、白薇、牡蛎、丹皮炭、青蒿子、淡黄芩（酒炒）、竹叶。

——《柳宝诒医案·内伤发热·章案》

按：本案为邪热郁伏阴分不可外达所致。邪热郁伏阴分，由肝肾外达，气深道远；腰痛胁刺，都是气机郁滞不能外达之象。故治疗时柳宝诒考虑到由于邪热郁阴，气行不畅而刺痛，治疗时采用养阴托邪，使伏热得以外解。

（十四）肝风

柳宝诒的治肝思路，既受清代名医王旭高的影响，同时也有其自身的理解。他继承王旭高“肝气、肝风、肝火”治肝三纲的观点，将其三十种具体的方法根据自己的实践进行编排。他以三纲为经，虚实为纬。从病机上看，肝气、肝风、肝火三者，分别描述了肝病由轻而重的三个发展阶段。在《柳宝诒医案·卷四》中，未列“肝气”一门。

柳宝诒认为“肝风多为肝木不柔，风阳上扰所致”(《柳宝诒医案·肝风》)。“素体阴气不足”“产后营气亏损”“老年肝木失养”“风木无疏达之机，郁而化风”“浊壅于中，木火被遏”“邪热留恋，木火上升”等都是导致肝风发生的重要成因。若肝风上扰清窍，症见头晕、耳鸣、目眩、颠顶痛，予羚羊角、石决明等平肝息风清热；若肝风内燔胃腑，症见心烦、不寐、嘈杂、呕酸，予左金丸、二陈汤等清肝息风，化湿养阴；若外感经络，症见麻木牵强、四肢痉挛，予羚羊角、刺蒺藜等平肝息风、祛风通络；若肝血不足，生火动风，则于前法中参以养血滋阴息风之法，药用阿胶、龟甲等滋肝息风之品；若血虚阴不敛阳，肝风上扰，阳气欲脱，症见头晕、痉挛、肢厥、多汗，先予息风固脱，药用三甲复脉汤、大定风珠、小定风珠参入珍珠粉，待阳气恢复，再加强扶正养血、敛阳息风。

柳宝诒认为若正伤体虚，肝风、肝气夹杂为病者，不能再投疏泄之品，以免更伤正气。肝阴不足，则予龟甲、地黄等培养固本、补养肝阴；肝阳亏损，则予鹿角、阿胶等扶正补益肝阳；若因脾气先虚而致肝气下陷，症见足膝酸痛麻木、不能走路，不可妄用通络下坠破气之品，以防更伤脾而气愈虚病愈重，可予六君子汤、异功散、归脾汤等健脾为主，佐以疏肝。柳宝诒辨治肝病，分证细致，卓识老到，用药精当，充分认识到肝体阴用阳、喜条达的特性。肝病多首见肝气之证，故治疗时首先注重理气疏肝，兼顾疏化他邪，气畅邪去，则免继续为病之患；病久，邪阻血络，化火生风，再予降逆通络、清热养阴、清泄肝火，同时补养肝阴以泄其热；此外不忘扶助正气，顾护脾胃，正气不虚，攻邪始出，脾胃不伤，药石乃进。柳宝诒临证考虑周全，堪为后世效法。

案例 1

老年胃气先虚，风木之气，易于内犯。木性怫郁，则化风化火，心嘈不寐，扰于中而为呕闷，窜于上而为耳鸣头胀，凡此皆肝风应有之变态。刻诊左脉弦硬而数，肝火未能静熄，而舌苔带浊，中焦兼有痰阻。当以泄肝和胃为法。拟方：青盐半夏，茯苓，广陈皮（盐水炒），江枳实，东白芍，姜川连，刺蒺藜，石决明，羚羊角，黑山栀（姜汁炒），滁菊花，竹二青，党参，炒丹皮。又膏方：潞党参，生熟地黄（各），粉归身，东白芍，刺蒺藜，石决明（盐水炒），左牡蛎，丹皮（炒），黑山栀，滁菊花（炒），马料豆（制），辰茯神，怀牛膝（炒炭），净枣仁（川连煎汁，拌，炒黑），煨天麻，西砂仁，广陈皮，制首乌。上药煎汁滤净，烊入阿胶、白蜜收膏。

二诊　病情大致向安，而肢节尚形屈强。总缘肝木不和，血燥生风，筋失所养，故病象如此。调治之法，固不外乎养血息风，和肝调气为主。而以积虚久病之体，求其营血之骤复，势难速冀。且血生于谷，变化取汁，权在中焦。《内经》以脾为营气之原，而前人调气养血，亦必以归脾丸为祖方，职是故也。兹即参以此意，复与前膏方间服。再拟丸方一则，录候采择。生熟地（各）、野於术（米汤拌蒸）、云茯神、酸枣仁（炒）、粉归身（米汤蒸黑）、人参须、广木香（煨）、远志炭、炙甘草、丹皮炭、东白芍、刺蒺藜、橘络、川断肉（炒）、西砂仁（盐水炒）、怀牛膝，上药研细末，用龙眼肉熬膏，打和熟蜜为丸。

——《柳宝诒医案·肝风·秦案》

按：本案为肝木乘胃土所致。初诊即因胃气先虚，肝木乘虚内犯，衍生风、火、痰交结病症，膏方以泄肝清热、和胃化痰、养血安神为治。以党参、生地黄、熟地黄、归身、白芍、枣仁、制首乌、刺蒺藜、石决明、左牡蛎、怀牛膝、明天麻、马料豆健脾养阴，滋肝息风；复以牡丹皮、山栀、菊花清肝；砂仁、陈皮行气助运，化湿和胃；茯神宁心安神。老年力衰，正气不足，故虽曰肝风，却未投风药，仅以石决明、牡蛎等滋潜，体现了其用药轻灵的特点。

案例 2

接读手笔，并贵友须病原，具领一是。兹所述各节，条答如下：从前每遇劳心等事，即头面发热，汗出肢冷，此肝阳不藏，易于浮越之象。肝为将军之官，谋虑出焉。肝阳升，则气浮肢厥，本属重证；况用心稍勤，即有头目胀痛等病，皆肝木化火生风，上扰于头之象。用药当以潜阳息肝为主。近年稍觉劳心，即通宵不寐，亦属肝火不潜所致。每睡偏着一边，即觉胀痛，此肝经脉络不舒之见端。其甚于左半者，见左属肝经所主之部分也；其扰及周身者，肝横而肺不足以制之，则开多降少，窜及旁络故也。通观所见各证，悉缘肝木不柔，风阳上越所致；而肝木之所不柔者，则由乎肾水不充，水不涵木，则燥而化风生火，亦理势所必至。调治之道，惟有滋水生木，前人所谓乙癸同源之治，与此症最合。肝气和则胁痛自止，不必泥于寒凉滞络之说；况于滋养中，仍可佐通络之品乎！兹就鄙见所及，悬拟一方。仿滋肝潜阳，取乙癸同源治法，呈后裁正。西洋参、大生地、干首乌、东白芍、左牡蛎、丹参、制料豆、龙齿、橘络、酸枣仁（川连煎汁拌炒）、潼刺蒺藜（各）、丹皮、归须、池菊、竹茹。另：濂珠粉少许，空心临睡用西洋参汤送下。

——《柳宝诒医案·肝风·河南人某友肝风证论治案》

按：本案为水不涵木，肝木不柔，风阳上越所致。柳宝诒对肝风的理法方药论述翔实，此案以供参考。

（十五）肝火

柳宝诒认为肝气郁久化火，易上炎头目，或蕴烦中焦，或流注下焦为病。总以清肝泻火治之。根据发病部位的不同而随证加减用药。上越颠顶者，为头痛目赤、耳聋颧红，宜羚羊角、黑栀子、杭菊、夏枯草；窜入血络者，为咯血、衄血、牙宣、舌衄等症，宜于清火方中加犀角、鲜地黄、玄参、赤芍、牡丹皮、金银花；有扰及心包者，为癫狂不寐、怔忡惊悸等症，宜用犀角、川连、龙齿、牡蛎、磁石、朱砂、金银箔、铁落、真珠、竹叶、山栀、牡丹皮、青黛、枣仁；有燔及中焦而嘈杂吐酸者，宜川连、山栀、竹茹、夏枯草；胃液被灼而烦渴善饥者，苦寒慎用，宜用甘寒之品，竹叶、石膏加西洋参、石斛、天门冬、麦冬、生地黄、熟地黄、知母、白芍；注于下焦者，淋浊遗泄，便秘溺涩，在妇人则见经水不调、带下不止等症者，宜龙胆泻肝丸、当归龙荟丸、大黄、黄连、黄柏、玄参、牡蛎、木通、栀子、牡丹皮。由此可见，柳宝诒用药的精究之处。

案例 1

头眩眼花，目有妄见。肝火妄动，兼夹痰浊，蒙扰心包也。肝气上逆于肺，则喉梗；下注少腹，则块痛。病深及脏，奏效甚难。拟先从肝经疏泄。羚羊角、青龙齿、左牡蛎、胆星、郁金、菖蒲、细川连（盐水炒）、太子参、旋覆花（包）、远志肉（炒）、粉前胡、金铃子肉（酒炒）、金器、灯心。另：保赤丹一粒（化服）。

——《柳宝诒医案·肝火·张案》

按：本案为肝火夹痰妄动所致。痰火扰动心神，则目有妄见；木火刑金，则喉梗不舒；肝火循经下注，则见块痛。火热之邪，侵袭多脏，甚是难治。柳宝诒辨证求本，先泄肝经之火。另服保赤丹一粒，以增强清温解热之力。

案例 2

阴气内虚，肝阳升扰。晚热少寐，鸣眩心悸，皆肝肾阴亏之证。惟木气升，则气机易于塞窒，故兼有脘闷络痛之候。调治之法，总以养阴为主，而清肝火、和肝气，随时增损可也。兹因脉象左虚，右手稍带浮数，先拟煎方，兼清气火。西洋参，生地，白芍，麦冬（川连入内，扎好），丹皮炭，枳实，白薇，黑山栀，橘白，枣仁（猪胆汁拌炒），瓦楞子，刺蒺藜，夜交藤，竹二青。服后如仍然脘闷，加首乌；火甚，加羚羊角。膏方，用滋阴息肝法：大生地、东白芍、制首乌、甘杞子、菟丝饼、潼沙苑（炒）、刺蒺藜、滁菊花、明天麻、石决明、左牡蛎、麦冬肉、西洋参、龙眼肉（拌蒸），煎取浓汁，加入阿胶，再酌加白蜜收膏。

——《柳宝诒医案·肝火·黄案》

按：本案为肝肾阴亏，肝阳上扰所致。脉象左虚，而右脉略带浮数，为肝肾阴亏，阳浮于上之象；肝肾阴亏，虚热内扰，则耳鸣眩晕、夜热少寐。治疗以滋养肝肾之阴为主，辅以清肝泄火之品。服后如仍然脘闷，加首乌；火甚，加羚羊角，清肝泻火。膏方用于滋养之力更强。

（十六）神志

“神志”门所涉及疾病多是指神志异常而言，相当于中医学的“神乱”范畴。柳宝诒认为神志病的基本病因病机是肝火夹痰，蒙蔽厥阴。“惟木火被郁，不得疏通，夹痰浊内蒙厥阴，恐有神志不清之虑。”（《柳宝诒医案·神志·冯案》）而其解释机理在于“人身魂藏于肝，肝有伏热，则魂气不得安其舍，而浮越于上。凡惊魇不寐，怔悸诸病，由于此者诚多”。若患者“木火本旺，偶因五志烦扰，心肝两脏，失其静守之常，则魂魄不能相抱，每于将寐之时，神魂有浮越之象。若身之精气，有生发而无敛藏，积久恐有厥晕之变”（《柳宝诒医案·神志·郭案》）。因此，神志病涉及脏腑以心肝为主，涉及脾胃，久而伤肾。“肝木郁而化火，移热于肾。则悸忡震动，继则如狂如癫。”治疗总以养阴泄肝，清火化痰为原则。若肝火内扰于心，蒙扰心包，则神识不清，语言错乱，或癫仆吐涎，用补心法，增入龙壮磁朱丸，以镇摄之。柳宝诒治疗神志病，善用丸剂镇静安神，如磁朱丸、孔圣枕中丹、白金丸、郁金丸、朱砂安神丸等，并且强调应常服久服，乃能奏效。

案例

痉病重则如痫，每发甚于寅时，醒则吐痰，脉象细数而弦。病由阴气未充，肝木失养，因而化火生风，夹痰浊而上窜，扰及两厥阴之脏。当养阴泄肝以治其本，清火化痰以治其标。病属脏阴受伤，难图速效。羚羊角尖（磨冲），细生地，东白芍，龙齿（生打，先煎），左牡蛎（盐水煅，先煎），丹参，元参，核桃仁，刺蒺藜，陈胆星，远志肉炭，鲜竹二青。另：磁朱丸五钱、孔圣枕中丹一两、白金丸五钱，和匀，分五服，临卧灯心汤送下。

——《柳宝诒医案·神志·丁案》

按：本案为肝木失养，化火生风，兼夹痰浊，上扰两厥阴所致。寅时为肺经当令之时，痉病重则阴气耗损，脉则细数；肺阴津伤，醒则吐痰；肝火上扰，则脉弦。此案病机以肝虚火盛为本，痰热为标，故治疗以养阴泄肝为法，佐以清火化痰。另用磁朱丸、孔圣枕中丹、白金丸，加强镇静安神。

（十七）遗精

柳宝诒认为遗精分为“有梦而遗”和“无梦而遗”两类。遗精之病“主乎肾，实生于肝”（《柳宝诒医案·遗精·盛案》）。肾水失蛰藏之职，肝火乏疏泄之权为其基本病机。故治疗应结合脏腑，分清虚实。实证以清泄为主，虚证以补涩为主。心神不宁者，兼用安神；肾虚不固者，补肾固精；劳伤心脾者，益气摄精；肾阳虚者，温补肾阳。另外，柳宝诒亦指出“无梦而泄，而由乎湿热下注者，亦复不少”（《柳宝诒医案·遗精·方案》），当以培土摄肾。

案例

梦泄之证主乎肾，实生于肝。以肝火一动，必求疏泄故也。惊惕心烦，少寐多梦，肝阴虚而肝阳浮也。近日忽作吐，或见血丝血点，肝胆之火，游溢经络，上乘心肺，腰脊肢体酸痛无力，而总偏于左半，乃阴气不足之故，拟方养阴泄肝，兼佐填补肾阴之法。西洋参、生熟地黄（各）、天冬、丹皮炭、黑山栀、牡蛎、黄柏（盐水炒）、春砂仁、白芍、制马料豆、杜仲（盐水炒）。煎汁滤收，加清阿胶、白蜜收膏。

——《柳宝诒医案·遗精·盛案》

按：本案为肝肾阴虚，肝阳浮越所致。梦泄、惊惕心烦、少寐多梦、吐红、腰肢无力为肝肾阴虚，虚火内扰；以滋阴伴用补肝肾药，注重患者的整体状况，以滋养阴液为制膏大法。

（十八）肢体痛

肢体痛在《柳宝诒医案》中根据部位的不同分为下肢痛、上肢痛、胁肋痛、背痛和腰痛。柳宝诒认为疼痛的病机无外乎邪气阻滞脏腑经络，不通而痛；或者脏腑阻滞气血，阴阳虚损，不荣则痛。以实邪阻滞，脉络不通所致。总体治疗方则是实则泻之，但根据邪气的不同，而采用清热祛湿、和营通络、温通经脉等治疗方法。而对于人体的虚证疼痛，更应根据病机而采用不同的补益之法。另外，在药物的剂型和炮制方面也有其独特之处。

案例 1

右足酸疼刺痛，自腰脊下及膝股，或作或止。近日剧发不愈，脉象细弦而不数。寒热之邪，下陷于阴经。法当通络疏邪。左秦艽（酒炒），川独活，厚杜仲（酒炒），全当归（酒炒），赤芍药，川怀牛膝（各，酒炒），桂枝尖，川断肉，五茄皮（酒炒），丝瓜络（乳香酒煎拌炒），嫩桑枝（酒炒）。

——《柳宝诒医案·肢体痛·史案》

按：本案为寒热陷于阴经不通所致。总体治疗方则是实则泻之，采用通络疏邪之法。药中秦艽、独活、当归、牛膝、桑枝、桂枝，祛风活络止痛；杜仲、芍药、川断肉，补肝肾，强筋骨，利关节。全方共奏祛邪通经活络之功。

案例 2

高年营液久耗，不能滋养筋络。肢节间时作掣痛，皮肤不泽，行动少健。当通利筋节，滋养营阴。党参、熟地、归身（炒）、白芍（酒炒）、川断肉（酒炒）、巴戟肉（酒浸）、怀牛膝（盐水炒）、黄芪（炙）、杞子（酒蒸）、川牛膝、木瓜（酒炒）、菟丝子（酒蒸）、杜仲（酒炒）、砂仁（盐水炒）、潼沙苑（盐水炒），煎汁熬收，烊入虎骨胶二两、鹿角胶二两、阿胶四两，再加炼蜜收膏。

——《柳宝诒医案·肢体痛·吴案》

按：本案为营液不足，筋络失养所致。本案药物炮制有炒、酒炒、酒浸、盐水炒、酒蒸等。柳宝诒为了追求疗效，制作工艺精益求精、不厌其烦，察其膏方案，炮制方法共有煅、炒、浸、炙、拌、蒸等，其中炒又分土炒、蒸炒、拌炒、酒炒、盐水炒、蒸熟炒、猪胆汁炒、姜汁炒等。另外阿胶用蒲黄粉拌炒，百部用蜜炙，枣仁用川连煎汁拌收炒黑，白芍用吴茱萸煎汁拌炒，西洋参用龙眼肉拌蒸等，细致入微，以充分发挥各药的效果。

（十九）疝气

柳宝诒认为疝气的基本病机是“邪气袭厥阴之络”，以“少腹胀痛”为主症，可上及于胃脘。肝火与寒湿相搏，结于经络时当疏泄厥阴；湿热郁于阴分，蒸动邪时当疏透伏邪；寒气袭于厥阴之络，常苦泄温通；热恋阴伤，少腹胀满作痛，治疗时养阴疏肝；木气夹湿热之邪结为疝气，上及于脘当疏泄肝邪。柳宝诒常用药物为延胡索、金铃子、青皮和白芍。

案例 1

疝气偏左，胀痛而不下坠，左脉弦硬。肝火与寒湿相搏，结于经络。治当疏泄厥阴。金铃子肉、延胡索、小青皮、吴萸（川连姜汁炒黑）、青木香、白芍、桂枝、归须、橘核络（各）、小茴香、黑山栀、茯苓、胡芦巴、荔枝核。

——《柳宝诒医案·疝气·苏案》

按：本案为肝火与寒湿相搏于经络所致。左少腹胀痛，左脉弦硬，为寒凝肝脉之症。治疗当以温经散寒，疏肝行气为主。药用吴茱萸、金铃子、延胡索、小茴香、木香、青皮等温肝经以散其寒，行肝气以理气止痛。案中川连与吴茱萸的配伍炮制方法尤当注意，颇见柳宝诒用药之考究。寒邪明显，吴茱萸配生姜增强其散寒作用；佐以寒凉之黄连，以免吴茱萸、生姜温燥伤阴。

案例2

寒气袭于厥阴之络，少腹胀痛，上及于脘，甚则作呕，脉象迟弦而细，舌苔厚浊。法当苦泄温通。金铃子肉（酒炒）、延胡索（酒炒）、青广木香（各）、淡干姜（盐水炒）、牛膝炭（吴萸煎汁拌炒）、细川连（姜汁炒）、乌药、枳实（生切）、木瓜（酒炒）、制半夏、橘络核（各，炒，打）。

——《柳宝诒医案·疝气·丁案》

按：本案为寒凝肝脉，上及胃脘所致。寒邪在胃，胃失和降，胃气上逆，则见呕吐、舌苔厚浊。法当苦泄温通。

案例3

木气不平，夹湿热之邪结为疝气，甚则撑痛气升，上及于脘。脉象弦细。治当疏泄肝邪。金铃子肉（酒炒），延胡索（醋炒），青皮（醋炒），青广木香（各），长牛膝炭（吴萸煎汁，拌炒），赤白芍（各，酒炒），归身尾（各，小茴香煎汁，拌炒），橘核络（各，打，炒），紫苏梗，海南槟榔，白茯苓，陈木瓜（酒炒）。

——《柳宝诒医案·疝气·张案》

按：本案为木气不平，夹湿热所致之疝气。治疗应疏肝泄热。在大量寒凉药中，配伍温热之吴茱萸、小茴香，是避免寒凉药物伤及人体阳气。

之故。

（二十）内痈

本门医案较少，仅为四则。但从中可窥出柳宝诒内痈的理法方药较为完备。柳宝诒认为内痈的形成无外乎“瘀热互结，化津血为臭腐”而成。内痈初起，以泄热通瘀为主；内痈后期，以扶正养阴为主。若虚实夹杂，则视其标本缓急而治之，但与此同时柳宝诒亦强调“营虚络阻，内热留恋，用药通补两碍”。

案例 1

咳引左胁作痛，痰色瘀紫，气息腥秽。瘀阻肝肺之络，为暑热所蒸，化津血为臭腐。脉象软数，舌色干红。脏阴已伤，而瘀热未化。仿内痈初溃例，用苇茎汤加味。生苡仁、冬瓜仁、桃仁、鲜南沙参、瓜蒌皮、桑白皮、粉丹皮、连翘、归须、忍冬藤、川贝、枇杷叶、青芦根、鲜藕（煎汤代水）。

——《柳宝诒医案·内痈·顾案》

按：本案为瘀热阻于肝肺之络所致。《柳选四家医案·环溪草堂医案》言：“肺痈之病，皆因邪瘀阻于肺络，久蕴生热，蒸化成脓……初用疏瘀散邪泄热，可冀其不成脓也，继用通络托脓，是不得散而肝溃而用清泄，使热毒速化而外出也，终用清养补肺，是清化余热，使其生肌收口也。”本案脏阴已伤，瘀热未化，用苇茎汤清热化痰，佐以鲜南沙参养阴以扶正。大南沙参祛痰作用强于北沙参，柳宝诒在病案中用南沙参较多。

案例 2

少腹痛硬有形，左腿酸痹，小溲梗痛，此属瘀阻营络，奇经之气，窒而不行。宿瘀不去，则新血不能归经。故近因癸期淋数，溺时亦淋沥而痛。脉象涩数，内热少纳，舌色薄灰满布。瘀血上熏，将成内痈。急与疏瘀导热，冀其通泄，乃有松机。生地、丹参、丹皮、归尾、赤芍、大小蓟

（各）、牛膝（红花炒）、金铃子、延胡、木通、橘核络（各）、降香、炙乳没（各）、真西珀、苡米。另：小金丹陈酒化开，益母草汤送下。

二诊　改方去川楝子、延胡，加桃仁、泽兰。

三诊　内痈已溃，右少腹仍觉刺痛。营气内损，余毒未净。再与和营化毒，养血托脓。细生地、全当归、赤芍、丹皮、银花炭、甘草、瓜蒌皮、广陈皮、砂仁、苡仁、枳壳、白薇、鲜藕。

——《柳宝诒医案·内痈·苏案》

按：本案为瘀热互结阻于营络所致。宿瘀不去，则新血不能归经，则经期淋数而痛，瘀久化热，则见脉数；胃阴伤而少纳，瘀血受热而上熏，形成内痈。急则治其标，以疏散瘀热，获得松机。三诊之时，内痈已溃，右少腹仍觉刺痛，是营气内损，余毒未净之象。再与和营化毒，养血托脓。

案例 3

瘀热中阻，营血内败。小便中屡有瘀浊下行，亦是外泄之路。脉神虚，惟左手尺部独大，此里热尚未尽泄之象。治法无论是否内痈，而里有郁热瘀阻，总当以疏通宣化为主。正气虽因病久而疲，用药则稍可兼顾。拟扶正养阴，疏瘀泄热法。参须，小生地（炒），丹皮炭，银花炭，归须，赤白芍（各，酒炒），车前子，黑山栀，苡仁，甘草梢，灯心。另：琥珀屑、红花、炙乳没药、酒炙大黄炭共为细末，车前子汤送下。

——《柳宝诒医案·内痈·王案》

按：本案为瘀热中阻，营血内败所致虚实夹杂之证。扶正与祛邪相宜，柳宝诒认为无论是否为内痈，里有郁热瘀阻，总当以疏通为宜。本案中，患者既有瘀热又有病久正虚，故治疗时扶正兼以祛邪。

案例 4

时病囊疡之后，营热不化，内结于络，则块痛如肠痈；下注于足，则痹痛如鹤膝。总之，营虚络阻，内热留恋，用药通补两碍。脉象虚数而急，舌红无苔，兼有阴损之象。方以养阴为主，佐以通络泄邪。大生地（炒），全当归（酒炒），赤白芍（各，酒炒），川怀牛膝（各，酒炒），炒丹皮，嫩白薇，独活（酒炒），秦艽（酒炒），金铃子（酒炒），延胡（酒炒），宣木瓜（酒炒），紫丹参，淡天冬，茅根肉。

——《柳宝诒医案·内痈·周案》

按：本案为营热不化，内结于络所致。内热有余，营络虚损，通热补营，虚实兼治。本案中值得注意的是药物炮制方法——酒炒，柳宝诒善以“酒炒”治疗伏温日久正虚邪恋、阴虚火旺上扰之证，引药归经，直驱病位。

三、诸窍病

《柳宝诒医案》诸窍门涉及的清窍有口、鼻、目、耳四窍，相关疾病主要有鼻衄、鼻渊、耳聋、脓耳、梅核气等。柳宝诒治疗诸窍疾病总以肝火论治。

（一）鼻窍

柳宝诒认为鼻窍之病在于外邪侵袭或肝火犯及肺胃所致。若“里热为凉风所遏，咳嗽内热，鼻流清涕”，用辛凉疏泄风热法；若“风温之邪，恋于肺胃，内热气升，痰红鼻衄”，用泄降肺胃法；若“鼻红屡发，右脉浮数，肺胃火浮”，用清泄合咸降法；若“肝火不平，冲任之血，上升为衄”，初期治疗以清火泄木法，而“肝火不平，蒸灼营阴，以致血络沸腾，屡发不已，阴血日耗，肝失血养，木火愈盛，驯至逆行肺金，喘逆鼻扇，神色枯瘁”，此时“所伏之肝火，不特上克肺金，抑且下吸肾阴，肝肾不主摄纳，病见于上，而根属于下，在损症为最深之候”，用清肝肃肺，培土纳肾之法。“用清泄法，鼻窍得通，咳逆亦减。但新邪虽解，而宿病难清。再与

养阴清上，冀其渐可。”(《柳宝诒医案·诸窍》)

案例 1

血行清道而为衄血。其故由于肝火不平，蒸灼营阴，以致血络沸腾，屡发不已。阴血日耗，肝失血养，木火愈盛，驯至逆行肺金，喘逆鼻扇，神色枯瘁。上损之候已深，而纳少跗肿便溏，中气亦坏。脉象细数如喘，右尺躁动浮数。所伏之肝火，不特上克肺金，抑且下吸肾阴，肝肾不主摄纳，病见于上，而根属于下，在损症为最深之候。姑与清肝肃肺，培土纳肾之法。气阴两顾，扶过炎夏伤金之令，方可从长议治。台参须，白芍，丹皮，归身，川百合，淡天冬，淮山药，女贞子（用墨汁旱莲同米汤拌，蒸晒三次），大生地、牛膝（青盐化水拌烘），牡蛎，五味子（蜜炙），紫白石英（各），毛燕窝（绢包），竹茹。

——《柳宝诒医案·诸窍·刘案》

按：本案为肝火刑金，下及肾阴所致之鼻衄。肝火内盛，上侮肺金，症见喘逆鼻扇，神色枯瘁，正气损伤严重；且见中气衰败之象，纳少、跗肿、便溏。此为上损严重之象。肝肾同源，肝火蒸灼营阴日久，子病及母，肾亏已极，终致肝肾不摄纳。柳宝诒称之为“病见于上，而根属于下，在损症为最深之候”。治以气阴两顾，待“过炎夏伤金之令”，方可从长计议。

案例 2

里热为凉风所遏。咳嗽内热，鼻流清涕。法当辛凉清上，疏泄风热。蔓荆子、牛蒡子、薄荷头、连翘、桔梗、生甘草、荆芥、防风、苦丁茶、白菊花、黑山栀、粉丹皮、象贝母、竹二青。

——《柳宝诒医案·诸窍·张案》

按：本案为风寒外束所致。本有内热，复感风寒，寒包火而见鼻流清涕，内热咳嗽。治疗以疏泄风热为主，兼用清热宣肺。药用蔓荆子、牛蒡子、薄荷头、连翘、荆芥、防风、白菊花疏散风热；山栀、贝母、竹二青清热化痰，宣肺止咳；佐以丹皮滋阴清热。

案例 3

热毒走入髓海，又为凉邪所束，脑气闭塞不爽，势将留为鼻渊。古人以鼻渊为壅疾宜通，今仿其意。苍耳子、菖蒲根、辛夷、薄荷头、黑山栀、白芷、连翘、刺蒺藜、生甘草、夜交藤、竹茹、竹叶。

——《柳宝诒医案・诸窍・许案》

按：本案为热毒为凉邪所束之鼻渊。热毒走入髓海，易生疮痈，有凉邪外束，脑气闭于内，热毒更不易外达，易留为鼻渊。柳宝诒沿用古人治渊之法，用苍耳子配辛夷发散风寒，宣通鼻窍；配合辛凉解表之薄荷、连翘，增强其疏散之力；药用山栀、竹茹、竹叶清热化痰；佐以白芷引诸药入阳明经。

（二）耳窍

柳宝诒认为耳窍之病在于“肝胆风热上攻”或是“肝肾阴液亏耗”所致。若“病后渐觉耳聋，舌强甚至两窍俱窒，服补益之药渐重者”，为痰气阻滞清窍所致，用泄痰宣窍法。肝胆风热上攻所致，宜清肝泻火，疏风清热；肝肾阴虚所致，宜滋补肝肾，佐以清肝息火。

案例 1

左脉较为浮数，左耳胀痛流水。阴弱火升，昔人谓之耳痔。盗汗形寒，癸期偏速，皆阳浮阴耗之象。拟养营潜息。大生地、白芍、白薇、蛤壳、丹皮炭、石决明、穞豆衣、刺蒺藜、女贞子、归身、菊花炭。

——《柳宝诒医案・诸窍・梅案》

按：本案为肝火上炎伤阴所致。阴虚阳浮，则见盗汗形寒；肝火上炎，则见耳胀痛流水。药用女贞子、当归滋养肝肾之阴血，生地黄、牡丹皮、白薇滋阴凉血清热，菊花、刺蒺藜、石决明清肝热、平肝潜阳。诸药共奏滋阴息肝、平肝潜阳之效。

案例 2

病后渐觉耳聋，舌强甚至两窍俱窒。据服补药而渐重，此由痰气阻滞清窍，病久恐难得愈。姑与泄痰清窍法。苍耳子、白芥子、远志炭、橘红、干菖蒲、陈胆星、黑山栀、归身片、川贝、广郁金、茯苓、刺蒺藜、姜竹茹。

——《柳宝诒医案·诸窍·张案》

按：本案为病后痰气阻滞清窍所致。患者病后渐觉耳聋，并且伴见舌强甚至两窍俱窒，服补药而渐重，此由痰气阻滞清窍所致。补益之药多滋阴之品，易滋腻生痰湿，痰邪阻络则见舌强，阻滞耳窍则见耳鸣或耳聋。遂柳宝诒采用泄痰清窍治本之法。白芥子、胆星温化寒痰，橘红、竹茹、川贝、山栀等清热化痰，远志、菖蒲开窍豁痰，苍耳子宣通开窍，刺蒺藜、当归养血疏肝潜阳。

（三）目窍

对于肝风、肝火、赤肿、外障等目窍之症，柳宝诒也遵前人，从肝肾两脏着手，“眼目一症，于实则曰风、曰火，于虚则曰肝血少、肾水衰”，实证清肝泻火，虚证补益肝肾之阴血。但是柳宝诒认为目疾之病因病机不仅如此。对于“一切目视无光，及昏黑倦视等症”，上述之法则“言之亲切有味，而施治则毫无效验”。柳宝诒不囿旧说，自出机杼：“一切目视无光，及昏黑倦视等症，皆为阳虚。心肺为上焦之阳，心属火，火能烛物，肺居金，金能鉴物。二脏之阳不宣，则火不能烛，金不能鉴矣。医者不知，以补血之药滋肝，以补水之药滋肾，下焦之阴愈盛，则上焦之阳愈虚，且令下焦阴气上加于天，白昼如夜，姗火有光，阴云四合，龙雷飞腾，原欲滋阴以降火，其实滋阴以助火，火盛则渐成废疾矣。”（《柳宝诒医案·九窍病》）柳宝诒从心肺阳虚入手，实开目疾诊治的一大法门。遗憾的是，在《柳宝诒医案》中未有应用此法治疗目疾的具体病案记录。

案例

至晚目光昏黑，不能视物，脉数而兼弦，肾水亏而肝火旺。病因本原不足，不仅由外感。用凉肝养神法。生地、白芍、丹皮、元参、川石斛、生甘草、砂仁、刺蒺藜、石决明、甘菊花、谷精珠、夜交藤。

——《柳宝诒医案·诸窍·孔案》

按：本案为肾水亏不能制约肝火旺所致。肝开窍于目，至晚目光昏黑，不能视物，脉数而兼弦，则肝肾阴虚于下，肝火旺于上所致。治疗以滋养肾水，而清泄肝木。此乃滋水涵木之法。

（四）咽喉

柳宝诒认为咽喉肿痛是“肝木不和，郁化风火，上结于咽部”所致，治疗以清肝泻火为主，兼以肃肺化痰清咽。

案例：

咽喉如炙脔，病载《金匮》，由乎肝气上逆，肺金不降，张鸡峰谓之神思间病。心藏神，脾藏思。脾郁结，肺胃不降，五志之火，因而浮扰。其病本属无形，与胸痹噎膈，因乎痰饮阻瘀者不同。拟舒散心脾，清降肺胃，开其无形之气；其最要者，在乎舒怀清养，乃能奏功。旋覆花、香瓜子、川贝母、瓜蒌皮、南沙参、桔梗、黑山栀、橘络、百合、紫菀、竹茹、枇杷叶。

——《柳宝诒医案·诸窍·范案》

按：本案为痰气交阻所致。此病为今之“梅核气”，属无形之痰气阻于咽喉所致，与情志密切相关。思则脾气郁结，肺胃之气不降，五志之火，浮扰于咽喉所致。治疗以舒散心脾，清降肺胃为主。而此病更重要的是“舒怀清养”。

四、妇人病

柳宝诒深谙女子属阴，肝、脾、肾为女子三大要脏，尤以肝为先天。在妇科病治疗上，多从三脏入手，但以肝为重；在病因病机上，认为由血瘀日久化热、热灼血络而瘀，导致的瘀热内蕴为其基本病机，经、带、胎、产皆可由此所致。瘀热的形成，不外两端，一因先瘀后热，如《柳宝诒医案·妇人》言“腹痛病历多年，营血日耗，肝火转炽，因瘀而热”；二是先热后瘀，如“产后寒热时作，温邪乘新产而发，瘀阻腹痛”。其热又有内外之别，温邪内伏是外来之热源；肝经郁热是内生之热源。治疗上注重清热疏滞、通畅气机、养阴和营、扶正托邪。柳宝诒认为如有积滞，一定要清热疏滞，通畅气机，且气为血帅，当以调气为主。除此之外，少阳木火之类的病，其肝火最易衍生为其他疾病，病机错杂，故柳宝诒调治妇女杂证上，也多从肝论治。如“病机纷错，调治最难得手。姑先蠲饮息肝，以中焦为主”，“病绪纷纭，顾此失彼。姑先上清木火，佐以和肝畅营”。

柳宝诒也着重调补奇脉之法的临证应用。对于“邪瘀留结于奇脉，致下焦经络，阻窒不舒”，则“拟于温通奇脉之中”；“病蒂在于营分，非通畅不能为功”，可见柳宝诒选择疏畅奇脉治疗瘀热内阻而少腹气滞腹痛、经量减少的深意。

柳宝诒在祛邪畅气的同时亦重视养阴合营，扶正托邪。谓：“阴亏所致肝阳上扰，总以养阴为主，而清肝火、和肝气，随时增损可也。”“用养血柔肝之药，渐与滋补，俾木气得滋，则风阳自息矣。”（《柳宝诒医案·妇人》）此外柳宝诒在治疗妇人病的方药中多次以膏丸类入药，尤其是以膏方为多。妇人属阴，多肝阴血不足，体质虚弱，尤其适用以膏方进行调理。

总之，瘀热致病，易生变端，导致证候纷繁，如“经水先期，瘀热流注膀胱”而见小溲淋闭；瘀湿下注奇经，“带下不止，病经数载，癸水参差不期”而致经带同病；“腹痛营络壅阻，郁久暴崩”而致血不归经。柳宝诒基于伏气温病的主要学术观点，提出妇人病应重视瘀热病因，对指导临床实践具有重要意义。

（一）月经病

柳宝诒治疗月经病以虚、瘀、热为基本病理因素。“虚”，以脾气虚弱、肝血不足为主，经水特点为月经先期而淡；治疗应“滋养肝木以为藏血之地”，“培养脾土以开生血之源”；药用生地黄、当归、白芍、牡丹皮、枣仁、茯神、枸杞子等滋养肝血，用砂仁、木香、茯苓、白术、党参等以培土化源。“瘀热”常相兼为病，证候以“经事淋漓”“少腹块痛，经漏紫而不畅”“少腹刺痛，经速而少”为其特点，治疗“以调气为先”而气血两调，疏营撤热。此外，柳宝诒强调月经后期不一定为寒证，经迟可因血热瘀凝导致。柳宝诒认为，“内有瘀结之火，则见时复冒眩，下则癸水迟期，色带黄紫”，说明木火内盛，能使营气不畅，经水自然至而不至；认为“经候愈迟，带白腰酸，营分虚而不畅，亦因气阻所致”（《柳宝诒医论医案·调经门》）。

柳宝诒在瘀热证的治疗上，充分体现了治未病、防患于未然之理。如“少腹板滞，营络系阻，恐其郁火暴崩”，先予通络和瘀；“带下经乱，舌苔晦浊，则先予调气通痹，以清带脉，再行培益脾肾而养奇经”（《柳宝诒医案·妇人》）。

案例 1

经甫至即停，其停也无因，并无瘀阻见症。一载以来，并无疾苦，此属血少而停，自无疑义。近日渐有午后寒热，入夜愈重，脉象虽数，而与劳热之虚数有异。窃思经候久愆，营气之流行必滞，冬寒因而内着，得春气而邪气外发；又苦营阴先馁，不能鼓托而达，以致缠绵不已，无汗，经月不愈。若任其留恋，转恐阴气日耗，本非损证，而延成损证者，亦往往有之。兹拟养阴和营，透邪清热，必先使邪机尽达，乃可续用养阴，以善其后。大生地（酒炙）、当归（酒炒）、苏叶、制香附、丹参、青蒿、炒丹皮、白薇、广陈皮、秦艽、鳖甲、茅根肉、益母草。

——《柳宝诒医案·妇人·花案》

按：本案为阴血亏少所致。柳宝诒认为："若任其留恋，转恐阴气日耗，本非损证，而延成损证者，亦往往有之。"案中妇人由于血虚而经量甫至即停，然经寒感春温之邪而外发，同时担心营阴不能托邪外达，邪气缠绵于经甫至即停，其停也无因，并无瘀阻见证。柳宝诒"兹拟养阴和营，透邪清热，必先使邪机尽达，乃可续用养阴，以善其后"。药方中酒炙大生地黄、嫩白薇、秦艽、青蒿、茅根肉清虚热凉血，酒炒当归、制香附、炒牡丹皮、丹参、益母草调经止痛，苏叶、广陈皮行气和中，可谓考量之周全。

案例2

肝主血，肝病则不特气窒，而血络亦不调畅矣。经迟，胀闷腹痛，皆由乎此。木郁化火，内耗胃阴，或嘈或胀，或作头眩，悉属风木之化。当气营两调，参以泄木安胃。青皮（醋炒）、川郁金（醋炒）、炒当归、白芍（土炒）、丹参、制香附、刺蒺藜、黑山栀（姜汁炒）、广陈皮、砂仁、左金丸（包）、乌药、陈佛手。

——《柳宝诒医案·妇人·武案》

按：本案是肝郁气滞血瘀所致。气为血之帅，气行则血行，气滞则血瘀，故月经延迟。肝木郁而化火损伤胃阴，发为腹胀；肝火上扰，引动肝风，发为头眩。故治疗时当气营两调，参以泄木安胃。

案例3

素质木火偏胜。营络为肝火所激，则血从上溢，而为鼻衄。向患三月坠胎，亦属木火为忠；所嫌呕吐痰涎，中焦亦有湿浊。于泄肝清络之中，似不可过于滋腻。东白芍、小生地（炒）、炒丹皮、茜草根炭、黑山栀、刺蒺藜、牡蛎、茯苓、苡米（姜汁炒）、白术、金石斛、制料豆、归身（炒黑）、竹茹。加减：如鼻衄甚，加秋石、茅根肉。

——《柳宝诒医案·妇人·孔案》

按：本案为肝气郁结而化火，热伤营络引血上行所致。治疗时当清肝泄火，考虑到孔氏“所嫌呕吐痰涎，中焦亦有湿浊”，选择药物时柳宝诒注意到不可过于滋腻。素体木火偏胜，营络为肝木所激，则血从上溢，而为鼻衄，鼻衄严重则加秋石、白茅根凉血止血。

案例 4

向患经行之前，两乳核痛，已属肝气不和之病；此次脘腹撑胀块痛，经行后少腹板滞，酸痛愈剧，营络瘀阻，恐其郁久暴崩，拟与通络和瘀。金铃子肉（小茴香煎汁，炒）、延胡索（醋炒）、归尾、桃仁、长牛膝（红花酒煎拌炒）、橘络、丝瓜络（乳香酒煎拌炒）、丹参、青广木香（桂枝煎汁拌炒）、益母草、香橼皮、白芍。

——《柳宝诒医案·妇人·平案》

按：本案为肝气不和所致。肝气不舒，见经前乳房少腹胀痛；行经后，少腹板滞，酸痛愈剧，则为瘀阻营络不畅。治疗以理气通络、和瘀止痛。此案的药物炮制和配伍，堪称一绝。上例处方 12 味药中，有 5 味药需经炮制。小茴香煎汁炒金铃子，属一寒一热协调应用，组成了《杨氏家藏方》的“金铃子散”；桂枝煎汁炒木香，使入气分而行止痛的木香兼备了和营行瘀之用；红花、乳香酒煎，使有效成分大部分被保留，以此制牛膝、丝瓜络，则增强了通络和瘀之效；延胡索醋炒，则增强了疏肝行气活血止痛之功。制与不制，功效大异，柳宝诒匠心独具，非常人可比。

（二）崩漏

崩漏主要由于冲任损伤，不能制约经血，使子宫藏泻失常导致。而素体脾虚，或劳倦思虑、饮食不节以致脾虚，血失统摄，甚则虚而下陷，冲任不固；肾气虚则封藏失司，冲任不固，不能制约经血；热伤冲任，迫血妄行；瘀阻冲任、子宫，血不归经而妄行，不能制约经血，发为崩漏。柳宝诒在崩漏的治疗上侧重于泻肝火、除瘀热。

案例 1

崩漏不止，腹胀色浮。肝脾两病，失藏统之职，血不归经，转为瘀滞，而木燥生风，兼见眩眴。或通或涩，均属碍手，姑与通摄法。归身炭、白芍、石决明、丹参、乌鲗骨、茜草根、茯神、穞豆衣、炒丹参、於术、煨木香、荷叶炭、龙眼肉。

二诊　血漏不已，而腹满肢浮，无非血不统于脾土所致，再与归脾法，佐以清肝。於术（炒）、当归（土炒）、白芍（土炒）、茜草炭、乌鲗骨、砂仁（炒）、炙鸡金、石决明、煨木香、穞豆衣、刺蒺藜、丹皮炭、夜交藤、荷叶炭。

——《柳宝诒医案·妇人·归案》

按：本案为肝脾两脏，藏统失职所致。脾不统血，崩漏不止，腹胀色浮，肝失疏泄，不得藏，血不归经，转为瘀滞，而木燥生风，兼见眩眴。肝不藏血，脾不统血，冲任不固，发为崩漏，肝火扰于上发为眩晕。治疗时选择通摄法，疏通瘀血、收摄新血两者缺一不可，而治疗实属困难，正如柳宝诒所言：“或通或涩，均属碍手。”白芍入肝经养血和血，土炒白芍助补脾气，共奏肝脾同补之效。

案例 2

肝气不和，营络因之窒塞。癸期迟速不匀，停阻两月，忽作崩漏，血色鲜瘀杂下，少腹时痛，兼旬不止。血去阴伤，渐增内热，舌红脉数，两关带弦。理宜疏肝和络，滋养营血。所嫌肝气横逆，上自肺胃，下及少腹，气之所在，无所不窒，不独下焦营络，宜通不宜塞也。而肝失所养，风阳浮扰，又标病中之最要者。刻下肝血宜养，络血宜通，于养阴和络中，参用疏肝畅气之法，必得血随气运，则诸恙乃有就绪，无治丝而纷之虑矣。大生地（炒）、白芍、炒当归、丹参、制香附、炒丹皮、石决明、乌鲗骨、茜草炭、川断、鸡血藤膏、枇杷叶、藕节。

二诊　瘀块畅行，营血得以疏运，本属至顺之境。惟少腹尚觉撑痛，余瘀未净，而正气先伤，恐其不克支持，自宜以扶助本原为要。今早形寒发热，其来势似夹新凉，与寻常虚热不同。扶正以固本，畅气以和营，此两层必须并重，而表热一层，亦须顾及为稳。洋参、参须、大生地（炙）、炒当归、延胡（醋炒）、乌药、金铃子（酒炒）、茜草根炭、沉香（磨）、青蒿、鲜藕（煎汤代水）。［加减］如少腹不痛，去延胡、金铃子、乌药、沉香，加丹参；鲜血不止，去当归，加童便、赤芍、阿胶（蒲黄炒）、丹皮、枣仁；寒热止，去青蒿；胃纳不佳，加霍石斛、春砂仁、扁豆、宣木瓜。

——《柳宝诒医案·妇人·黄案》

按：本案为瘀血型崩漏。因肝郁气滞，血行不畅，故发作时少腹疼痛，夹有血块。由于瘀血不去，新血难生，崩漏后阴虚内热，而气机失调导致的三焦气行不畅。柳宝诒在治疗此案时，注意到发病的本质在于气，气行则血行，瘀血去，新血自生，疏肝畅气兼以滋补阴血，并且在本案中明确给出随症加减用药之法。

（三）带下病

柳宝诒不但认识到“带下俱是湿证”的基本病机，并且就湿、瘀、热相结合所致带下病的特点分别论治。如柳宝诒论述：“向患淋带，湿浊流陷，瘀湿内蕴，下注奇经。”内湿蕴久化热，任、带、奇脉受损。柳宝诒善调脾气以升清，不一味苦寒燥湿，而在养阴健脾中以行束带之法。对“带下不已阴液枯损”者，兼顾带脉以充营血；若肝气不调，营血减阻，带浊不愈，则疏通瘀浊，“冀得气营两畅，方可专意培补”。

案例 1

向患淋带，今春剧发。渐觉少腹胀满刺痛，大便不爽，小便淋数，所下带浊，杂色黏厚如脓。推其病情，先因肝气不调，致营血瘀阻；更因脾运不旺，致湿浊流陷，瘀温内蕴，下注于奇经，蒸蕴而为秽浊，此带下之所由来也。病久正伤，不特肝营就损，即脾土亦形困惫。面跗浮肿，虚热上烘，脉象细弱无神，舌尖红而碎，肝脾两脏，损象已深；而两便窒滞，奇经中之瘀浊，仍未清畅。虚实两面，均难偏顾，调治颇为棘手。姑拟培补肝脾，舒气养营，仍兼疏通瘀浊之意，冀得气营两畅，方可专意培补，以收全功。於术，茯苓，全当归，白芍，木香，砂仁，苡仁，丹皮，川怀牛膝（各，红花煎汁，炒），茜草炭，牡蛎，川断，车前子。另：西珀屑四分（研，水飞），乳香二分（去净油），二味为末作丸，吞。

——《柳宝诒医案·妇人·岑案》

按：本案为肝脾不和，瘀湿内蕴所致。柳宝诒治疗此病虚实兼顾，肝郁不畅而瘀血内阻，此为实，故有疏通瘀浊之意；肝脾两虚，故当培补肝脾，舒气养血，以达到“冀得气营两畅，方可专意培补，以收全功”的目的。

案例 2

带下赤白兼行，而腰不甚痛。湿热伤脾，不能化血，遂下注于奇经。当培脾清湿。白术炭、炙柏片、砂仁、苡仁、赤白苓（各）、广陈皮、牡蛎、归身、淮山药、桑白皮、樗白皮、炙甘草、沙苑、银杏仁。

——《柳宝诒医案·妇人·史案》

按：本案为湿热伤脾、脾失运化所致。药用白术、茯苓、薏苡仁、陈皮、砂仁理气健脾祛湿，当归、山药益气养血固精止带，桑白皮、黄柏、沙苑、银杏仁等清热燥湿化痰。全方共奏健脾燥湿，清热止带之功。

案例 3

脾土先虚，湿邪留滞，水谷之液，不能化为营血，乘奇脉之虚，下注而为带下。其发于经水之前者，因冲任气动，则奇脉亦因之下陷也。右关脉弦，中气不旺，左脉软弱，右见数大，舌质偏红，乃营血不足。虚火易动之体，滋养肝肾，统摄奇经，此调经固本，一定之法。惟此证宜培脾利湿，兼固带脉，乃与病机有裨。党参，於术，茯苓，炙甘草，生地，白芍，归身，淮山药，木香，砂仁，川柏，苡仁，牡蛎，沙苑，杞子，川断，菟丝子，银杏（炒香，打碎，绞汁，冲入）。煎汁熬收，烊入阿胶三两，白蜜十两收膏。空心陈皮汤送下。另：威喜丸、封髓丹（等分），空心开水送下。

——《柳宝诒医案·妇人·范案》

按：本案为脾虚湿困，湿浊下注所致。由于脾虚为先，以致运化失常，湿邪停滞，后发为带下病，治疗时亦选择培脾利湿。柳宝诒认为："虚火易动之体，滋养肝肾，统摄奇经，此调经固本，一定之法。"在培脾祛湿的同时，根据病人的体质作出顾护阴津、调养奇脉的判断，可谓妙哉。值得注意的是，此案中柳宝诒独出心裁，采用银杏煎汁熬收，烊入阿胶三两，白蜜十两收膏，威喜丸、封髓丹入药。体现其临证治疗中，善用多种剂型的用药特点。

（四）胎产病

柳宝诒指出新感、伏邪与内生之火亦可使瘀浊互结，发为胎产之病，其病机为"木火夹郁痰升逆于上，间作鼻衄，胎火上浮""时邪从产后而发，瘀阻腹痛，气室热蕴"。特别是胎前犯及温病，热邪燔灼，易于伤胎。临证更需认清病机，迎头清泄，勿令邪热留滞伤胎，便为得法。产后血舍空虚，百脉俱弛，当此而温病猝发，最易陷入血络，急则为痉狂等险候，缓则留恋血室，燔灼营阴，延为阴损之候。治之者，须处处固护阴血，一面撤邪，一面养血，勿令热邪深陷，乃为得手。

柳宝诒认为："种玉必先调经，兹经水如期，营分并无疾疴。前人谓痰阻子宫，奇脉气滞者，均于受胎有碍，用药即仿其意。"柳宝诒将一斤香附（须用酒制）、当归（炒）、川芎、川断（酒炒）、茯苓、菟丝子（酒炒）、枳壳（醋炒）、春砂仁、川郁金、丹参、法半夏、长牛膝（酒炒）、杜仲（酒炒）、桂心化为细末，用金母膏化水泛丸使用，十分独特。

案例 1

小产后发热，恶露即止，少腹即觉块痛，小溲即涩痛不爽，渐至大腹胀满。两月余来，寒热不解。此伏邪与瘀血为伍，蒸蕴化热，瘀阻气窒，不得透达。惟脉虚数不能鼓指，头汗津津，色萎神枯，正气有不安之虑。正虚邪实，恐难挽救。姑拟清托伏邪为主，疏瘀畅气佐之，冀得转机为佳。鲜生地（豆豉打）、丹皮、赤苓、当归、郁金、元明粉、山楂炭、丹参、泽兰叶、琥珀、益母草。

——《柳宝诒医案·妇人·洪案》

按：本案为产后虚损，瘀热阻滞，不得透达于外所致。女子产后营血亏虚，身体处于极其虚弱的地步，此时外邪极易侵袭，内邪因正气不足而留恋于体内，经久不去。当正虚邪实，则难以挽救，此案患者小产后发热，恶露即止，少腹即觉块痛，小溲即涩痛不爽，渐至大腹胀满。两月余来，寒热不解。伏邪与瘀血为伍，蒸蕴化热，瘀阻气滞，不得透达。唯脉虚数不能鼓指，头汗津津，色萎神枯，正气有不安之虑。清托伏邪、疏瘀畅气，消除少腹肿块胀满，清除体内瘀热。

案例 2

小产前，即觉少腹酸坠。产后酸痛，连及腰脊，形寒而热象不扬，脉情细数，不能鼓指。此由寒邪先伤经络，产后营气馁弱，不能外托。于法当温营化邪，疏导络瘀。所嫌脘闷口甜，不饥少纳。暑湿时感，着于中焦。

有与温化之品相碍者，不得不兼顾及之。桂枝、苏梗、佩泽兰叶（各）、炒当归、乌药、制香附、丹参、广郁金、青蒿、橘红络（各）、藿梗、益母草。

——《柳宝诒医案·妇人·杨案》

按： 本案为营弱不能鼓邪外出，兼暑湿阻于中焦所致虚实夹杂之证。柳宝诒在治疗疾病时，不仅以病情为本，同时注意到了时令对患者的影响，可谓细心十足。在此案中该案患者小产前，即觉少腹酸坠。产后酸痛，连及腰脊，形寒而热象不扬，脉细数，不能鼓指。此由“寒邪先伤经络，产后营气馁弱，不能外托”，“脘闷口甜，不饥少纳。暑湿时感，着于中焦。有与温化之品相碍者，不得不兼顾及之”。法当温营化邪，鼓邪外达，温化之品大多滞腻，往往会助长暑湿滞之邪滋生，故药物的选择值得注意。

五、小儿病

柳宝诒认为：“前人谓稚年阳常有余，阴常不足。其实非阳之余，乃阴气稚弱，不足以配阳，故阳转见为有余耳。钱仲阳以六味主治，其意正为此也。”（《柳宝诒医案·小儿·吴案》）因而，柳宝诒尤重辨阴液是否受损，强调清化与养阴并重，如使用鲜南沙参、鲜生地黄（薄荷同打），以养阴祛邪。其在治疗小儿阴虚病证时，多沿袭钱乙滋阴之法。在此基础上，柳宝诒根据脏腑气血津液理论，提出分养五脏之阴。指出“钱仲阳以六味补阴，未免专重于肾，于此证尚未恰合”，“拟即仿其意，而以肝脾为主，用资生合归脾法”（《柳宝诒医案·小儿·金案》）。以下以医案为例，阐述柳宝诒的养阴祛邪思想和临证诊疗经验。

案例 1

痧后红痢，热伤营分可知。渐见神糊惊惕，此由惊气入心，邪热因之蒙陷。法当清厥阴，仿镇惊清营治法。犀角尖、羚羊角尖、青龙齿、牡蛎、鲜生地、赤芍、胆星、朱茯神、天竺黄、橘红、白金丸（入煎）、灯心、竹茹。另：至宝丹一粒化服。

——《柳宝诒医案·小儿·赵案》

按：本案为热入营分证。邪热深入营分，蒸腾营阴；使用犀角尖清解营分之热毒，羚角尖、青龙齿、牡蛎、赤芍、胆星、朱茯神、天竺黄、橘红、白金丸（入煎剂）、灯心、竹茹清心镇惊、除烦安神，鲜生地黄清热凉血。此外，至宝丹一粒化服后，可清心开窍。总以滋阴清热为治疗大法。

案例 2

热蕴于脾营之内，燔灼胃阴，求助于食，故病如中消。但邪热不能杀谷，多纳少化，渐致脘腹鼓胀，大便溏泄。此症若专清胃热，则胀泄必甚；再与温运，则阴液愈伤。刻视舌质紫绛无苔，入暮昏睡谵语，热之燔于营阴者已深。姑与清泄心脾为主，稍佐和中。西洋参 、川连（盐水炒）、东白芍（土炒）、枳实、青蒿、炙鸡金、丹皮炭、生甘草、焦六曲、小生地、茅根肉、竹心。另：鲜生地露过药。

二诊　改方，去青蒿，加大腹绒、麦芽炭。

三诊　前与清泄阴分伏热，两三剂后，晚热较平，舌色转淡；惟易饥多纳，脘腹膨胀，仍未少减。此由木火燔灼，脾阴消耗，故多纳少运，随纳随胀，而纳仍不减也。清滋则助滞，疏运则伤阴，两难着手，只可两面兼顾，以消息病机。西洋参、金石斛、麦冬、丹皮炭、元参、炙鸡金、广郁金、楂肉炭、炒枳壳、砂仁、麦芽炭、鲜藕。

四诊　内热渐平，脘腹膨胀渐减。拟方清养为主，佐以疏运。西洋参、金石斛、大生地（炒炭）、丹皮炭、麦冬肉、川连（盐水炒）、炙鸡金、楂肉炭、焦神曲、紫蛤壳、生甘草、鲜藕。

五诊　脾阴虚，则口淡而渴；脾气虚，则少运而胀，内热神倦，大便溏泄，舌色偏红。当清养健运，两法兼用。西洋参、麦冬肉、金石斛、紫蛤壳、香青蒿、丹皮炭、山楂炭、麦芽炭、焦六曲、茅根肉、鲜藕。

——《柳宝诒医案·小儿·黄案》

按：本案为热入脾营，脾胃阴伤所致。初诊由“舌质紫绛无苔，入暮昏睡谵语”，可知热之燔于营阴已深。但此患儿求助于食，多纳少化，大便溏泄，柳宝诒认为，其病如中消，热蕴于脾营之内，燔灼胃阴，但邪热不能消谷，渐致脘腹膨胀。此时若专清胃热，则胀泄必甚，再与温运则阴液愈伤。另热入营阴已深，据急则治其标，柳宝诒以清泄心脾为主，稍佐和中以缓和膨胀。此案因热蕴脾胃日久，必伤其阴液，柳宝诒考虑到清滋则助滞，疏运则伤阴，两难着手，故药用西洋参、石斛、玄参、鲜藕养阴清热，枳壳、砂仁、郁金利气疏滞。养阴、清化两者兼顾。

案例3

先患积热腹痛，刻下痛势虽减，而疳热伤阴，肝脾两脏均有虚热留恋。脉象偏数，舌色偏红。童年阴气未壮，易损难复。钱仲阳以六味补阴，未免专重于肾，于此证尚未恰合。拟即仿其意，而以肝脾为主，用资生合归脾法。党参（炒），於术（土炒），大生地（切薄片，烘脆，勿枯），白芍，归身（土炒），炒丹皮，山药，扁豆（炒），青蒿珠，小青皮，广陈皮，枳实（炒），炙鸡金，甘草，麦冬（炒），川连（土炒），煨木香，金石斛，茯神。上药为末，煨姜二钱、干荷叶二两，煎汤泛丸。

——《柳宝诒医案·小儿·金案》

按：本案因“童年阴气未壮，易损难复”为本。“钱仲阳以六味补阴，未免专重于肾，于此证尚未恰合。”柳宝诒仿其意，而以肝脾为主，用资生合归脾法，党参、大生地黄、白芍、当归身、山药、麦冬等滋补肝脾之阴，又用青蒿清除体内热邪，枳实、炙鸡内金健胃消积除疳，清热疏化与滋阴透邪外达兼顾。此外若因热蕴脾胃日久，胃阴消耗，小儿善用清凉，药物损伤或饮食失宜常脾胃失调，所以柳宝诒十分重视调治小儿脾胃，治病往往先调治其脾胃。

案例 4

腹膨内热，齿燥舌光。疳热留恋已久，调治不易。姑与清疳和中。金石斛、青蒿、炒丹皮、枳实炭、炙鸡金、白芍（土炒）、砂仁、大腹皮、茯苓皮、生甘草、广木香、荷叶。另：肥儿丸，每服一粒，冰糖汤送下。

——《柳宝诒医案·小儿·庄案》

按：本案为疳热留恋日久所致。本案有脾虚湿胜、疳热腹鼓之象，治疗以健脾胃清疳热，缓缓调之。值得注意的是药物的炮制问题——土炒白芍，土入脾胃，土炒白芍长于健脾和胃。另用石斛、青蒿、牡丹皮养阴清热，砂仁、茯苓、炙鸡内金、枳实等行气疏滞。

案例 5

风温之邪，夹痰浊壅闭于肺。五六日来，不得汗解，咳逆气促痰鸣。法当以疏泄肺邪，清化痰热，为一定之治。所虑者，幼儿甫及周晬，脏气薄弱，热邪内壅，易于横传旁溢。每值烦躁，即仰首作反弓之状，此热淫于太阳之经，而作痉也。烦过则神静而呆，此痰热闭于胆中，而作蒙也。此两节均属病之险要处，当豫为防维，勿得忽视。葶苈子（研）、牛蒡子、杏仁、鲜沙参、前胡、羚羊角、钩藤、僵蚕、橘红、川贝、天竺黄。另：竹沥、橄榄汁、莱菔汁和匀，频服。

——《柳宝诒医案·小儿·郑案》

按：本案为风温夹痰，壅闭于肺所致。当以疏泄肺邪，清化痰热为正治。方中使用鲜沙参、橄榄汁顾护津液，牛蒡子、前胡、杏仁、川贝、葶苈子、橘红清肺化痰。但此患为幼儿，“脏气薄弱，热邪内壅，易于横传旁溢”，“此热于太阳之经，而作痉也。烦过则神静而呆，此痰热闭于胆中，而作蒙也。此两节均属病之险要处”，柳宝诒考虑到“已病防传”，药用僵蚕、天竺黄、羚羊角清热化痰，镇惊息风。

案例 6

痧疹发后，已阅半月，从未得有汗泄，仍然咳呛气促，壮热音哑。风温之邪，窒于肺络，热蕴不解，阴液耗烁，最防热蕴肺伤，有喘逆之变。鲜南沙参、生地（薄荷同打）、豆豉、丹皮、蝉衣、牛蒡子、连翘、马兜铃（炙）、前胡、元参、茅根肉。

——《柳宝诒医案·小儿·孙案》

按：本案为风温犯肺，灼伤肺阴所致。风温灼肺，阴液耗烁，故见咳呛气促。全方以清热透邪为主，佐以养阴。其中南沙参、生地黄鲜用增强清热养阴之功，生地黄又与薄荷同打以增强透邪外出之力。

案例 7

风疹遍发，甚于下部。拟方凉血泄风，兼疏营络。鲜生地（薄荷同打）、黑荆芥、丹皮、鲜沙参、牛蒡子、刺蒺藜、首乌藤、赤芍、全当归、桑叶、茅根肉。

——《柳宝诒医案·小儿·施案》

按：本案为热入营血所致风疹之证。热邪入营血外达，则见风疹遍发，药用牛蒡子、荆芥、桑叶透邪外发；鲜沙参、鲜生地黄增强养阴清热之功，生地黄又与薄荷同打以增强透邪外出之力。全方共奏凉血泄风、清营疏络之效。

案例 8

脉象虚细而数，向晚内热盗汗，此阴气先虚，微邪内恋之象。其项侧核胀，乃木火夹痰涎上窜于络。木火之不息，由于阴气之不充。前人谓稺年阳常有余，阴常不足。其实非阳之余，乃阴气稺弱，不足以配阳，故阳转死为有余耳。钱仲阳以六味主治，其意正为此也。此症兼有微邪，当先与养阴御邪，疏化阴分之热。俟热清后，遵用钱氏法治之。小生地（炒）、太子参、青蒿、白薇、丹皮、黑山栀、牡蛎、白芍、象贝、钩钩、淡黄芩（酒炒）、甘草、夏枯草。

——《柳宝诒医案·小儿·吴案》

按：本案为阴虚邪恋，肝火夹痰上窜所致。阴虚，肝火夹痰涎上窜于络，见项侧核胀；阴虚内热，则见夜晚潮热、盗汗、脉细数。治疗当以滋养肝肾之阴，托邪外达之法。待热清，则以滋阴善后。药用生地黄、青蒿、牡丹皮、白薇等滋阴清热，黑山栀、黄芩、夏枯草等清泄肝火；佐以益气生津之太子参，防止苦寒之品伤阳。

柳宝诒

后世影响

一、历代评价

柳宝诒为清末江阴地区的著名医家。其研究温病重视“少阴伏邪”，对不同学派各取所长，并具有自己的独特见解，为后世诊治和研究伏气温病拓宽了思路，成为晚清温病学派的知名医家。“明辨温病，取法六经，助阴托邪”的伏气温病诊疗理论，是柳宝诒学术思想的最大特色。柳宝诒对伏气温病的理法方药认识全面，其学术思想主要见于所著《温热逢源》及其评选的《柳选四家医案》。因此，后代医家主要围绕这两部著作，对其人、其书、其学进行研讨和评价。以下是近现代以来，部分医家、学者的评价性观点。

王乐匋评价说：“柳氏运用养阴一法，极富经验，几乎把养阴法的运用规律摸透了。柳氏之于逐邪泄热，也同前面提到的养阴一法的运用一样，大胆、稳健，既掌握时机，又不孟浪偾事，例子不胜枚举，柳氏是继叶、薛、吴、王之后的一大家。其论治温，别具心得，而养阴与泄热，又是他论温的精要所在，这一经验，是值得继承与吸取的……同是一种治疗方法，在他人也许认为不可使用者，在一个富有经验的医生用起来，可以任其驾驭，而绝无流弊。柳氏之于养阴，便是如此。”(《老匋读医随笔》)

张耀宗评价说：“晚清江南名医柳宝诒先生，是近代对温病学伏气学说有卓越贡献的一位医家。所著《温热逢源》与编撰《柳选四家医案》二书，前者博引诸说，揭示伏温的辨证与病传特点，并结合亲身实践，创助阴托邪法则，对温病学说有所发挥，后者选案切合实际，通俗易晓，重视理法方药的评述，帮助后学临证辨治，受到海内医林的称许。”①

陈大舜主编的《中医各家学说》评价说：“柳宝诒发挥《内经》之旨，倡‘伏气温病’之说，对温病病因、病理、诊断、治法等均有较系统的阐发……成为当时别具一格的温病学家。丰富了温病学说的内容。”

朱步先评价说：“柳宝诒是清代杰出的温病学家，对伏气温病的研究尤为深邃，擅长运用扶正托邪之法。他治学崇尚实际，博采众长，敢于创新；在温热病的辨证中，不拘泥于六经、卫气营血、三焦某种辨证方法，而是以六经辨证为基础，把卫气营血、三焦辨证巧妙地结合起来，形成了独特的辨证体系；对伏气温病的证治，既注意到扶正托邪法的运用，更能权衡邪正斗争的态势，立方虚实兼到。兹分别探析如次：治学注重实际，反对食古不化；强调六经辨证，兼赅卫气营血；善用扶正托邪，立方虚实兼到。柳宝诒治温热病，最精妙之处，还在于运用补托一法的同时，权衡邪正盛衰，把握疾病发展的态势，损有余，补不足，立方虚实兼到。”②

顾植山主编的《中医文献学》评价说：“清末柳宝诒所著的《温热逢源》，对《内经》《难经》《伤寒论》中有关温热病的原文，进行了深入分析；就前人的见解提出商榷，集中对伏气温病的病因、症状及治疗原则进行了阐述，提出养阴透邪等治法，完善和发展了伏气温病学说。”

柴中元评价说：“有关伏气温病的内容，历代医籍中并不鲜见，但零星如落地散珠，乏一线以贯之。而《温热逢源》对此，则论述较为系统全面。柳氏见解深刻，分析较有条理。这是外感热病学中的一份宝贵遗产，值得认真发掘。《温热逢源》卷帙不繁，但柳宝诒议论，多能独抒己见，极少人

---

① 张耀宗．柳宝诒生卒年代与事迹新证［J］．南京中医学院学报，1989（2）:49-54.

② 朱步先．食古期乎能化裁制贵乎因时—柳宝诒学术思想探微［J］．上海中医药杂志，1987（8）:38-39.

云亦云。如谓吴又可误认伏邪为疫邪等，这虽是一家之言，竟不同于老生常谈，故很有参考价值。柳氏之世，叶吴学说大行，医咸宗之，唯柳氏别具识见，独树一帜，大倡伏气之说，与戴北山之论温相合流，形成温热学派中一个重要分支，另辟了一径。这对中医研究外感热病，贡献不小。柳宝诒的伏气温病观，吴鞠通的必先犯肺说，都是病理上之逻辑法。但柳氏之说空灵活泼，吴氏之说执一不化，就指导临床的实用价值来说，实有上下床之判。”（《热病衡正》）

黄煌评价说：“《温热逢源》明确了伏气温病与新感温病的区别，揭示了伏温的辨证大纲与传变特点，创立了助阴托邪的法则，是对温病学说的充实。柳宝诒温病学说的价值，不仅是学说的本身，还在于柳宝诒继承创新的研究思路。他依据伤寒六经分证，而又不拘泥于《伤寒论》的治法方药，研究温病则又能另出新意。这在寒温之争剧烈的清末，不能不说是一个创新。”（《中医临床传统流派》）

另外，黄煌亦认为：“作为供门人研读的《柳选四家医案》，问世后即很受中医界的欢迎。据《中国中医古籍总目》记载，该书从清光绪三十年（1904）到1957年的50多年中，已刻印9次。柳宝诒选案的特点有二。其一，选近人近邑的名医医案，如长洲尤在泾、无锡王旭高、常熟曹仁伯、胥江张仲华，均为清代江南名医。由于时代和地域相近，文风与疾病类型相近，此医案读来自然通俗易晓，切合实际。该书所选均为立法严谨、用药切实的医案。柳宝诒说：‘窃念方药之道，动关性命，非如词章曲艺，可以随人好恶，各自成家。’故所选之案‘必博稽精采，慎所从违，庶几可法可师，不致贻误来学’。其二，在医案的评注方面，柳宝诒重视理法方药的贯穿，重视古法古方的变通，并能从临床实际出发，做出实事求是的评注，认证精切，方药妥当者肯定之，欠缺者则指正之，并能道出自己的临床心得，这对帮助初学者通过阅读医案学习名家的用药思路与临床经验，训练辨证论治的技能，无疑是很有意义的。柳宝诒以后，医界均重研读医案。施今墨先生创办华北国医学院，曾编《医案讲义》。近代浙江名医张山雷，执教于浙江黄墙中医学校，亦以讲解医案为课程。”（《医案助读》）

二、学术传承

据江阴市致和堂中医药研究所顾植山教授介绍：“当年柳宝诒开坛授课，培养了不少后学名家。柳宝诒重视传承教育，其门下弟子达百余人。其中成名者，如薛文元、邓养初、金石如、吴晋丰、魏用宾、郭吉庆、王定怀、承宝庭、柳颂如、赵静宜、沙蔼士、邓佩春、王宝如等，俱为中医名家。”[①]

因柳宝诒的学生薛文元，再传弟子章巨膺及同乡晚一辈的曹家达、朱少鸿等俱悬壶上海，故柳宝诒的学术思想在近代上海中医界也具有重要的影响。

（一）薛文元

薛文元（1867—1937），名蕃，柳宝诒嫡传弟子，医名著于上海，是上海市国医公会和全国医药团体总联合会的发起创办人之一。薛文元出身贫寒，年少时入药肆为学徒。在药店的繁忙工作之余，潜心研习药物的形态鉴别、药性的寒温之别，以及药物的炮制配伍规律等。当时江阴名医柳宝诒擅长温病，医名大噪。薛文元久闻其名，并在药店中反复研究病家送来的柳宝诒处方。只因家贫力薄，不敢登门拜师。柳宝诒知道此事后，甚为嘉许，遂收薛文元为学生。薛文元认真攻读《素问》《灵枢》《难经》《伤寒论》《金匮要略》等典籍，旁及《诸病源候论》《千金要方》《外台秘要》以

---

① 顾植山．江南杏林一奇葩——龙砂医学概说［J］．中医药文化，2012（4）:22-26.

及金元明清诸家学说。在众弟子中，唯薛文元学绩最佳，其自立医室，来诊者络绎不绝。

1931年冬，上海中国医学院创办未久，濒临倒闭。薛文元受上海国医公会委派出任院长，挽狂澜于既倒，励精图治，使中国医学院出现空前的安定和兴旺。因办学规模和社会地位、师资力量等都超过当时国内其他中医学校，因而被誉为“国医最高学府”。由于薛文元的重要贡献，使其成为近代中医教育界的先驱人。

1936年9月，薛文元辞职后，由江阴籍名医，时任副院长的郭柏良继任上海中国医学院院长，直至1940年1月。郭柏良曾长期担任薛文元的助手，受薛文元影响颇深。薛文元的入室弟子盛心如，也长期在中国医学院任教，并担任过事务主任、训育主任等职。在薛文元任院长和郭柏良任院长期间，中国医学院培养的学生，如朱良春、颜德馨、梁乃津、何志雄、陆芷青、董漱六、江育仁、程士德、蔡小荪、谷振声、庞泮池等，均为近现代中医名家。

（二）邓养初

邓养初，一名养秋（生卒年月不详）；世居江阴县占文桥（现沙洲县南沙乡）。“其继承父邓子英之学术，复得名师柳宝诒、章竹座之熏陶，所学益醇，以擅治伤寒、温病著誉；声名远播澄锡琴诸邑：当时求治之众，门庭若市，其论病处方，思路深细，药不虚设，按语词藻华丽，洵一时高手。”（《江阴文史资料（第七辑）》）

《中国历代名家学术集成》言：“邓养初著有《临证心得录》。其谓温病用下法，有外感、伏气之分，验舌、验唇之别。指出外感邪犯肺胃，气分先燥，故苔色必变；而伏邪发于少阴，血分必烁，故唇多焦黑。于杂病则注重调理肝经，指出肝胆病，如脉来弦滑或弦大，则多肝火郁勃，胃有停痰，致气不下降而为痛为呕；最宜苦辛酸法，苦以降火，辛以开痰，酸以制横而平厥气，则痛呕自平。而逍遥散治肝火证为千古妙剂，此方之妙，全在柴、薄二味，唯脉见涩滞者宜之。因气火同源，火郁则气无不滞，气滞则脉道亦必失畅，故唯脉来涩滞者为宜。若脉转弦数或弦滑，则郁火已变为元阳，营阴必伤，即不可复用柴、薄以升散矣！”

邓养初毕生好学，其于诊病之余，深研《柳选四家医案》，心有所得则做眉批。当时，南京中医学院的许履和先生谓：“邓氏学问渊博，经验宏深，其眉批匠心独运，识见高超，堪与柳按媲美。”（《增评柳选四家医案》）此实为允当之评价。

邓养初之生徒有夏子谦、任丹廷、黄载熙等，子逵儒继其业。存有《邓氏医案》两卷。

（三）金兰升

金兰升（1865—1938），名清桂，号石如，晚年又号冬青老人；江苏常熟金家村人。金兰升初习举子业，博览群书，又喜书画金石。其二十二岁时，欲投江阴名医柳宝诒门下习医。柳宝诒初以年老拒绝收其为徒，金兰升当即赋诗一首呈上。诗云：“郭外闲游眺，春风乐送迎；得时花作态，在野草无名。旧事空惆怅，新诗写性情；欲消尘俗虑，柳下独听莺。”柳宝诒读诗后，拍案叫绝，称“奇才也”，遂收其为门下弟子。

金兰升以擅治黄疸、鼓胀等杂病著称；在民国时期，与王士希、章成器齐名，人称“三鼎甲”。其制有金氏铁霜丸、参珠犀珀散等，治虚黄及阳黄日久不退之“湿热夹毒”型黄疸，有显著疗效，曾屡起沉疴。黄谦斋的《追题十三浪子图》诗中，有“此老鸦窠桂兰从，刀圭起废关格通”之句以纪其实。金兰升心存仁慈，晚年某夕突然昏晕仆地，醒后即起而应诊，家人都劝其稍事休息，其言“无妨，病者在，不可使久待”。当时，左右皆为之感动。其遗著有《补缺山房医案》十卷、《金氏丸散验方》等，均已散佚不全。

（四）夏子谦

夏子谦（1877—1947），世居江阴县云亭镇。其本儒家，为清末秀才。弱冠时习举子业，尝至定山顶峰庵面壁读书，深夜不辍，山风峭厉，侵入肺腑，以是得寒喘疾，乃弃儒习医，师从占文桥邓养初先生。1926年起，夏子谦在城内行医，曾任江阴县中医协会理事，与马泽人、蒋镜寰先生等共襄协会事务。每年夏季，城乡各地举办义务施诊所，夏子谦受聘按期应诊。临诊时，深思明辨，仔细周详，不以贫富分轩轾，日诊数十号无倦容。日寇侵华，先生迁回云亭镇，继续行医。当时老百姓进城，要向城门口日寇行鞠躬礼，先生深以为耻，因订例“出诊不进城”。抗战期间，夏子谦出诊，只到南外、东外，城内人虽高其诊金，其皆不应。身居乱世，不为利诱，而以民族气节为重，其德行良可嘉。

夏子谦由儒而医，精内科，生平致力于钻研《伤寒论》《金匮要略》，对《温病条辨》则更有心得。晚年擅长调治内伤杂病，喜用瓜蒌薤白汤展化胸中阳气以利升降，对痰阻气郁诸证，辄能应手取效。尝用乌梅丸合芍药甘草汤柔肝缓急，以治霍乱转筋，可谓师古而能化裁。其处方平正稳妥，习惯用馆阁体正楷书写方案。现存有《实验临证医案》两卷，乃其门人整理编次。

夏子谦一生授徒甚众，有章巨膺、焦少鸿、柳新一、柳汉民、夏敏求、程晋璞、杨士贤、王观泉、周学庠、沈永才、薛铭章、张本仁、徐济成、卞颂禧、夏纲等。

（五）章巨膺

章巨膺（1899—1972），又名寿栋，江阴澄江镇人。早年受业于夏子谦，为柳宝诒的三传弟子。1929年，与徐衡之、陆渊雷等，共同筹建上海中国医学院，主讲《伤寒论》及温病学。1933年，襄助恽铁樵举办中医函授事务所，主持教务，并主编《铁樵医学月刊》。恽铁樵去世后，章巨膺独任其事。1936年任教于上海中国医学院、上海新中国医学院，并受聘为新中国医学院教务长。中华人民共和国成立后，任上海第一中医进修班副主任。1956年与程门雪等受命筹建上海中医学院，任教务长。一生从事中医教育事业，桃李满天下。其弟子有何任、王玉润、钱伯文、凌耀星等。

章巨膺认为,《伤寒论》是对《黄帝内经》理论的运用和发展，强调要在学好《黄帝内经》理论的基础上学习《伤寒论》；在伤寒与温病的关系方面，章巨膺说："在卅年前，我也片面地崇奉仲景，不同意叶、吴。"而"崇奉仲景，不同意叶、吴"，恰是柳宝诒的观点，反映了章巨膺早期对柳宝诒学术思想的传承。尽管后来，章巨膺对叶天士、吴鞠通的看法有所改变，但仍强调温病属于伤寒的一部分，故其多据《黄帝内经》阐释《伤寒论》，从《伤寒论》而论温病；又曾发表"宋以来医学流派和五运六气之关系"一文，从五运六气的角度分析了中医各家学说形成的原因。章巨膺重视《黄帝内经》《伤寒论》和五运六气理论，不离"龙砂医学"本色。上海中医专门学校、中国医学院和新中国医学院，是中华人民共和国成立前上海办学时间最长，影响最大的三家中医学校。当时,《柳选四家医案》在上海中医界流传极广，几乎人手一册，这与曹颖甫、薛文元和章巨膺分别主持三校教务时的推介有一定关系。由此可见，柳宝诒的学术思想，在当时影响之大。

在地域上，柳宝诒属于"龙砂医学"流派，对近代"龙砂医学"流派的薪火相传，起到了举足轻重的作用。2012年11月，"龙砂医学"流派传承，列入国家中医药管理局首批中医学术流派传承工作室建设计划。为推动"龙砂医学"流派传承，无锡市市政府于2013年批准成立无锡市龙砂医学流派研究室，国医大师朱良春与颜德馨共同出任终身名誉所长。朱良春先生为研究所成立题词："中华医药，博大精深；流派纷呈，各具优势；锡澄毗邻，钟灵毓秀；龙砂医派，杏苑崛起；经方膏方，五运六气；岐黄万代，懿欤盛哉。”凝练了龙砂医学的地域属性、产生的文化背景以及主要学术特点，阐明了龙砂医学学派的活态传承现状和美好的发展前景。

三、后世发挥

柳宝诒的伏气温病学术思想，在后世得以广泛应用与发挥。如江阴朱氏中医，被称为“一门三杰”（朱少鸿、朱凤嘉、朱莘农）。朱少鸿之子朱凤嘉，在《论伏邪伤寒证治之概要》中，对柳宝诒的伏气温病思想多有发挥。其谓：“伏邪为病，包括温暑。”又谓：“天下之病，孰有多于伏邪者乎？”朱少鸿之弟朱莘农，论述“夹阴伤寒”。其云：“盖缘先天少阴之素虚，偶一不慎，而寒邪直中虚处。”又曰：“足见少阴阴阳亏虚，寒邪才能深入。”此与柳宝诒的少阴伏邪学说一脉相承。朱莘农在《夹阴证治》文中，明言“余本无才，不能作此一篇……但夏子谦岳叔、曹惠昌先生，再三对余申说，故余不揣冒昧，略挥其意，以释是病之疑点”。夏之谦的老师，是柳宝诒的著名弟子邓养初。总之，朱氏的上述观点，源于柳宝诒的伏气温病思想并有所发挥。

当代学者对于柳宝诒的伏气温病学术思想也十分推崇。如高辉远认为，无论伏气温病，或新感引动伏气，都应采用柳宝诒“伏气由内而发，治之者以清泄里热为主；其见证至繁且杂，须兼视六经形证，乃可随机立法”，使其温热之邪不致内炽。（《中国百年百名中医临床家丛书：高辉远》）

董建华也十分赞同柳宝诒“治疗伏气温病，当步步顾护阴液”的主张，并付之临床应用。如其医案记载：“李某，女，71岁。1982年5月4日初诊。寒热往来，已半月余，头晕、身痛、口苦、胁痛，干呕心烦，口干不欲多饮，尿少而黄，舌质红绛，中裂无苔，脉象细弦数。辨证属春温晚发，邪热未清，表里失和，营分已伤。处以清胆泄热、养阴生津法，药用黄芩

10g、青蒿 10g、银柴胡 6g、竹茹 6g、芦根 20g、滑石 10g、石斛 10g、天花粉 10g、桑叶 6g、桑枝 15 g、杏仁 10g、丝瓜络 5g。二诊：上药 3 剂，寒热往来已退，胃津得复，舌面复生薄黄苔，脉象弦细，表里通达，再加养阴清热善后。药用沙参 10g、麦冬 10g、丝瓜络 5g、生竹茹 5g、生谷芽 5g、生地 10g、芦根 15g、黄芩 6g、杏仁 20g、全瓜蒌 15g、桑枝 15g。服上方 3 剂而病愈。”董建华指出，本例用黄芩、青蒿、银柴胡疏通少阳，宣展气机，清其郁热；芦根、天花粉、石斛养阴清热。由于清热之时，顾护阴液所以疗效神速。这是遵循柳宝诒提出的“邪已化热，则邪热燎原，最易灼伤阴液，阴液一伤，变证蜂起，故治伏气温病，当步步顾其阴液”。董建华认为，柳宝诒之论，颇中要领，临床不可忽视。(《中国百年百名中医临床家丛书：董建华》)

柳宝诒的学术思想，也被借鉴用以治疗某些现代疾病。如龙砂医学继承人顾植山的医案记载：H7N9 禽流感，共确诊发病 71 例。其中，50 岁以上者 56 例，占 78.87%；而 20 岁以下的青少年总共只有 2 例，且上海一儿童患者已治愈出院，北京的一名患儿亦已痊愈出院。另有一名 4 岁儿童是病毒携带者，未发病；老人中又以男性为多（50 岁以上的 56 例中，男性 43 例，占 76.79%，而 50 岁以下的 15 例中，男性 8 例女性 7 例，无明显差别），如何解释这一现象？中医学理论认为，男性中老年人的特点是命门阳气渐衰，若“冬不藏精”，则春季易发为温病。这与柳宝诒在《温热逢源》阐述的观点相一致。“盖以肾气先虚，故邪乃凑之而伏于少阴，迨春时阳气内动，则寒邪化热而出”；“惟冬不藏精故受寒，其所受之寒，无不伏于少阴”。伏邪从少阴内发，故初起即可见里热重证。对伏气温病的治疗，柳宝诒也强调“叶香岩之辛凉清解，则失之肤浅矣。愚意不若用黄芩汤加豆豉、元参，为至当不易之法”。对于危重症的治疗，尤当重视伏寒因素。柳宝诒在《温热逢源・卷下》中指出：“寒邪潜伏少阴，寒必伤阳，肾阳既弱，则不能蒸化而鼓动之，每见有温邪初发，而肾阳先馁，因之邪机冰伏，欲达不达，展转之间，邪即内陷，不可挽救，此最难着手之危证。”顾植山考虑到，H7N9 禽流感高发之前一阶段，有较为严重的“倒春寒”，因此认为在重症患者的救治中，应重用扶阳类方药。这也是柳宝诒评喻嘉言用温阳法有“非此大力之药，则少阴之沉寒，安能鼓动”，而相对慎用苦寒重剂的具体应用。

江阴医药昌盛，名医辈出。柳宝诒作为伏气温病的代表学家也为江阴的中医历史谱写着自己的辉煌。柳宝诒集毕生精力致力于伏气温病的研究，尤以《温热逢源》集其大成。对伏气温病的理法方药论述系统全面，见解深刻精细，分析条理明晰，对后世研究伏气温病广开门路，值得后世学者借鉴。柳宝诒能够在百家争鸣的时代，另辟蹊径地提出“邪伏少阴”之说，首创“助阴托邪”之法，超越前人窠臼，更是难能可贵。中华人民共和国成立以来，中医院校温病学教材悉以叶、吴之学为宗，反成一言之堂，笔者认为实不利于百家争鸣和中医学术的发展。柳宝诒伏温学说从实践中来指导临床实践，对于复杂、重险的外感热病，诸如正气不支、证多兼夹、辨证难明、治疗棘手之证，有其实用意义，值得后世继承和发扬。另外，柳宝诒也重视药物炮制的重要性，积毕生医疗经验，自制丸散膏丹药方，自设药店“柳致和堂”。“柳致和堂”在 1995 年获得“中华老字号”称呼。2008 年再度通过“中华老字号”的审批，并于 2010 年“致和堂膏滋药制作技艺”入围国家级非物质文化遗产名录。历经岁月沧桑，百年过隙，现在“柳致和堂”药店遍及全国各地。在江阴历届市委、市政府的支持和保护下，江苏大众医药对致和堂传统的中药炮制技术充分发掘，致力于将致和堂进一步发扬光大。

柳宝诒

参考文献

著作类

[1] 清·柳宝诒.温热逢源［M］.北京：人民卫生出版社，1982.

[2] 清·柳宝诒.柳选四家医案［M］.北京：中国中医药出版社，2018.

[3] 清·柳宝诒著，陈居伟校注.惜余医案［M］.南京：东南大学出版社，2018.

[4] 清·柳宝诒，张耀卿整理.柳宝诒医案［M］.北京：人民卫生出版社，1965.

[5] 清·柳宝诒.吴中珍本医籍四种：柳宝诒医论医案［M］.北京：中国中医药出版社，1994.

[6] 黄帝内经素问［M］.北京：人民卫生出版社，2009.

[7] 灵枢经［M］.北京：人民卫生出版社，2009.

[8] 难经［M］.北京：中国中医药出版社，2018.

[9] 汉·华佗.中藏经［M］.北京：学苑出版社，2007.

[10] 汉·华佗撰，彭静山点校.内照法［M］.沈阳：辽宁人民出版社，1981.

[11] 东汉·张机.伤寒论［M］.北京：中国中医药出版社，2018.

[12] 东汉·张机.金匮要略［M］.北京：中国中医药出版社，2018.

[13] 隋·巢元方.诸病源候论［M］.北京：人民卫生出版社，1955.

[14] 唐·孙思邈.备急千金要方［M］.北京：人民卫生出版社，1957.

[15] 宋·阎孝忠.阎氏小儿方论［M］.上海：上海卫生出版社，1958.

[16] 宋·董汲.小儿斑疹备急方论［M］.上海：上海卫生出版社，1958.
[17] 宋·陈言.三因极一病证方论［M］.北京：中国中医药出版社，2007.
[18] 宋·钱乙.小儿药证直诀［M］.北京：人民卫生出版社，1959.
[19] 金·刘完素.素问玄机原病式［M］.北京：人民卫生出版社，1956.
[20] 金·张元素.医学启源［M］.北京：人民卫生出版社，2007.
[21] 金·张子和.儒门事亲［M］.北京：人民卫生出版社，2005
[22] 金·李杲.脾胃论［M］.北京：人民卫生出版社，2005.
[23] 金·李杲.兰室秘藏［M］.北京：人民卫生出版社，2005.
[24] 元·王好古.汤液本草［M］.北京：人民卫生出版社，1956.
[25] 元·朱震亨.格致余论［M］.北京：中国中医药出版社，2005.
[26] 元·朱震亨.金匮钩玄［M］.北京：人民卫生出版社，1980.
[27] 明·吴又可.温疫论［M］.北京：人民卫生出版社，2008.
[28] 明·缪希雍著；张印生等校注.先醒斋医学广笔记［M］.北京：中医古籍出版社，2000.
[29] 明·王履著.医经溯洄集［M］.北京：中华书局，1985.
[30] 清·薛雪.湿热论［M］.北京：人民卫生出版社，2008.
[31] 清·叶桂.温热论［M］.北京：人民卫生出版社，2009.
[32] 清·吴鞠通.温病条辨［M］.北京：人民卫生出版社，2015.
[33] 清·王孟英.随息居重订霍乱论［M］.北京：中国中医药出版社，2008.
[34] 清·王孟英.温热经纬［M］.北京：人民卫生出版社，2005.
[35] 清·叶桂，薛雪，王士雄.温热湿热集论［M］.福州：福建科学技术出版社，2010.
[36] 清·张璐.伤寒绪论［M］.北京：中国中医药出版社，2015.
[37] 清·俞根初原著.徐荣斋重订.重订通俗伤寒论［M］.北京：中国中

医药出版社，2011.

[38] 裘沛然主编,《中国医籍大辞典》编纂委员会编.中国医籍大辞典[M].上海：上海科学技术出版社，2002.

[39] 尤在泾等撰著；柳宝诒等选评；许履和，徐福松同整理.增评柳选四家医案[M].南京：江苏科学技术出版社，1983.

[40] 薛清录.中国中医古籍总目[M].上海：上海辞书出版社，2007.

[41] 裘沛然，丁光迪.中医各家学说[M].北京：中国中医药出版社，2008.

[42] 黄煌.中医临床传统流派[M].北京：中国医药科技出版社，1991.

[43] 裘俭，何远景，段青.新中国六十年中医图书总目上下[M].北京：人民卫生出版社，2010.

[44] 严季澜，顾植山主编；秦玉龙等副主编.中医文献学[M].北京：中国中医药出版社，2002.

[45] 柴中元.热病衡正[M].浙江省上虞科学技术卫生局（内部资料），1984.

[46] 陈大舜主编；万碧芳等编.中医各家学说[M].武汉：湖北科学技术出版社，1989.

[47] 任应秋.中医各家学说[M].北京：人民卫生出版社，2000.

[48] 黄煌.医案助读[M].北京：人民卫生出版社，2001.

[49] 程以正主编.江苏省江阴市地方志编纂委员会编.江苏省江阴市志[M].上海：上海人民出版社，1992.

[50] 中国人民政治协商会议江苏省江阴县委员会文史资料研究委员会.江阴文史资料第7辑[M].1986.

[51] 王永炎.中国百年百名中医临床家丛书.董建华[M].北京：中国中医药出版社，2001.

[52] 高辉远著述；张文康（总）主编；于有山等主编．中国百年百名中医临床家丛书高辉远［M］．北京：中国中医药出版社，2004.
[53] 岳冬辉．温病论治探微［M］．合肥：安徽科学技术出版社，2014.
[54] 王乐匋．老匋读医随笔［M］．北京：中国医药科技出版社，2018.

论文类

[1] 曹永康．忆柳冠群先生［J］．江苏中医，1958（7）：30.
[2] 祝耀长．中医柳冠群先生纪实［J］．江苏中医，1962（9）：35-36.
[3] 薛盟．《柳宝诒医案》温病治验偶谈［J］．中医杂志，1980（3）：4-6.
[4] 王乐匋．柳宝诒对伏气温病的认识与发挥［J］．浙江中医学院学报，1983（2）：5-8.
[5] 陆文彬．柳宝诒《温热逢源》及其学术思想初探［J］．上海中医药杂志，1985（7）：38-40.
[6] 杨德先．柳宝诒学术思想初探［J］．江苏中医药杂志，1985（1）：11-12.
[7] 吴文刚．试论清代“朴学”对《伤寒论》研究的影响［J］．医学与哲学，1985（12）：30-32.
[8] 孟庆云．试论清代朴学对中医学的影响［J］．成都中医学院学报，1985（1）：32-34.
[9] 陈永灿．守正出新的浙江伤寒学派［J］．浙江中医杂志，1985，53（5）：313-315.
[10] 王邦才．柳宝诒“痰病治肝”述要［J］．中医杂志，1986（11）：65.
[11] 吴毅彪．《温热逢源》伏气理论初探［J］．安徽中医学院学报，1986，5（1）：9-11.

[12] 孔祥序 . 中西医汇通派鉴戒初论 [J]. 成都中医学院学报，1987 (1): 40–43.
[13] 朱步先 . 食古期乎能化裁制贵乎因时——柳宝诒学术思想探微 [J]. 上海中医药杂志，1987 (8): 38–39.
[14] 黄煌 . 晚清名医柳宝诒及其学术成就 [J]. 中华医史杂志,1987 (1–4): 21–23.
[15] 施仁潮 . 脱于困厄出于新奇——柳宝诒伏气温病理论探析 [J]. 上海中医药杂志，1988 (3): 36–38.
[16] 邱丽瑛 . 柳宝诒《温热逢源》主要学术思想探要 [J]. 江西中医药杂志，1988 (3): 38–40.
[17] 黄明舫 . 浅谈柳宝诒《温热逢源》的学术思想 . 湖北中医杂志，1989 (4): 26–28.
[18] 张耀宗 . 柳宝诒生卒年代与事迹新证 [J]. 南京中医学院学报，1989 (2): 54–49.
[19] 王邦才 . 柳宝诒杂病证治心法探要 [J]. 江西中医药，1989 (6): 6–7.
[20] 侯恒太 . 苦研经旨覃思悟真——柳宝诒治疗伏气温病 [J]. 上海中医药杂志，1990 (1): 38–40.
[21] 江一平 . 晚清江南名医柳宝诒生卒年考及其墨迹 [J]. 上海中医药杂志，1990 (5): 44–45.
[22] 姚石安 . 柳宝诒诊治妇科病特色探析 [J]. 江西中医药, 1991, 22 (6): 9–11.
[23] 张文彩 . 柳宝诒伏温学术思想浅识 [J]. 国医论坛，1992 (2): 20–22.
[24] 戴祖铭 . 柳宝诒与翁同和 [J]. 浙江中医杂志，1994 (8): 2.
[25] 柳宝诒 . 伏气暴感病原不同论 [J]. 浙江中医杂志，1995 (10): 1.
[26] 黄兆强 . 古案新解——读《柳选四家医案》札记 [J]. 中医文献杂志，

1994（4）：2.

［27］喻平瀛．柳宝诒伏气温病辨治经验钩玄［J］. 浙江中医杂志，1994（6）：2.

［28］黎忠民．柳宝诒托法治伏温析要［J］．四川中医，1995（7）：5–6.

［29］王广尧．读《柳宝诒医案》所想到的［J］．吉林中医药，1995（2）：1.

［30］刘秀君．柳宝诒肝病用药经验九法钩玄［J］．四川中医，1996，14（8）：3–4.

［31］朱敏．柳宝诒承气变法［J］．江西中医药，1997，28（3）：1.

［32］林君平．论柳宝诒治疗伏气温病顾护阴液的学术思想［J］．福建中医学院学报，1994，4（3）：2.

［33］陈传．试析柳宝诒肝风治验［J］．中医文献杂志，1999（2）：12–13.

［34］玄振玉．浅述清代治学《黄帝内经》的特点［J］．上海中医药大学学报，2002，16（2）：14–17.

［35］胡振义．试论柳宝诒学术思想及治温经验［J］．江西中医药，2004，35（262）：15–16.

［36］张志枫．清代经学对中医学的学术影响［J］．医古文知识，2004（1）：12–15.

［37］赖明生．柳宝诒攻下与存阴并用治疗温病验案举隅［J］．吉林中医药，2005，25（9）：49–50.

［38］江一平．柳宝诒与《惜余医案》［A］．中华中医药学会糖尿病分会会议论文集［C］．杭州：医药卫生科技出版社，2005：894–895.

［39］陈瑜．清代朴学对《内经》研究之影响［D］．郑州：河南中医药大学，2006.

［40］陈正平．柳宝诒《温热逢源》伏气温病学说述要［J］．中国中医基础医学杂志，2006，12（10）：766–767.

［41］张鑫．中医伏邪理论研究［D］．济南：山东中医药大学，2006.

[42] 陈爱平 . 江南名医柳宝诒治肾病验案评按［J］. 河南中医,2007,27(3):30-31.

[43] 郝斌 . 伏气学说的源流及其理论的文献研究［D］. 北京：北京中医药大学，2007.

[44] 王柳青 . 古代伏邪理论的发展史研究［D］. 北京：中国中医科学院，2009.

[45] 黄炜 . 柳宝诒膏方举隅［A］. 中华中医药学会 . 首届全国膏方理论与临床应用学术研讨会论文集［C］. 中华中医药学会：中华中医药学会，2009：3.

[46] 黄波 . 晚清名医柳宝诒膏方病案浅析［A］. 中华中医药学会 . 首届全国膏方理论与临床应用学术研讨会论文集［C］. 中华中医药学会：中华中医药学会，2009：3.

[47] 万芳 . 清代中医文献特点与医学发展［D］. 北京：中国中医科学院中国医史文献研究所，2009.

[48] 阳春林 . 乾嘉汉学对清代中医学发展的影响［D］. 湖南：湖南中医药大学，2009.

[49] 赵红艳 . 试论喻昌《尚论篇》对《伤寒论》的发挥［J］. 山西中医，2010，26（7）：58-59.

[50] 龙奉玺 . 关于《喻昌医学三书》之研究［J］. 江西中医学院学报，2010（4）：16-17.

[51] 张晓东 . 柳宝诒虚损病案用药法［A］. 中华中医药学会会议论文集［C］. 南京：医药卫生科技出版社，2010：122-123.

[52] 刘纳文 . 柳宝诒论治伏温特色探析［J］. 中医杂志，2010，51（8）：762-763.

[53] 刘畅 . 晚清名医柳宝诒制药特色浅析［J］. 中医文献杂志，2010，（6）：

9-12.

[54] 刘畅 . 柳宝诒其人、其学与其书 [J]. 中医药文化，2010 (6)：48-50.

[55] 刘纳文 . 柳宝诒治温特色钩玄 [J]. 江西中医药，2010，42 (4)：14-16.

[56] 刘畅 . 柳宝诒论治杂病辑要 [J]. 上海中医药杂志，2010，44 (11)：26-29.

[57] 梁慧凤 . 江阴籍旅沪医家对近代上海中医教育的贡献 [J]. 中医药文化，2011 (6)：33-35.

[58] 花海兵 . 江阴近代中医流派述略 [J]. 江苏中医药，2011，43 (8)：72-74.

[59] 顾植山 . 龙砂医学流派概要 [J]. 江苏中医药，2012，48 (10)：68-71.

[60] 章荣 . 读柳宝诒医案有感 [J]. 中医药导报，2012，18 (10)：106-107.

[61] 顾植山 . 江南杏林一奇葩——龙砂医学概说 [J]. 中医药文化，2012 (4)：22-26.

[62] 费振钟 . 谁与评说 [N]. 东方早报，2013-9-7.

[63] 刘佳衡 .《柳宝诒医案》诊治特色浅析 [J]. 江西中医药杂志，2013，45 (3)：9-10.

[64] 张家玮 .《柳选四家医案》学习方法举要 [J]. 世界中西医结合杂志，2014，9 (9)：1001-1003.

[65] 顾植山 . 从五运六气分析 H7N9 禽流感的中医药防治 [J]. 中国中医药报 [N].2013-4-22.

[66] 陆睿沁，范莉峰，陆阶阳，等 . 龙砂医学流派名医十家简介 [J]. 中医药文化，2014 (6)：41-45.

［67］陶国水．“龙砂膏滋”说源［N］．中国中医学报，2015-11-06（4）．
［68］蒋锋利．尤怡《伤寒贯珠集》探析［J］．吉林中医药，2015，35（1）：91-94．
［69］岳冬辉．柳宝诒《温热逢源》论治伏气温病的特色［J］．中医杂志，2015，56（19）：1704-1707．
［70］刘衡．清朝《黄帝内经》古籍版本研究概况［J］．湖南中医杂志，2015，31（3）：143-145．
［71］陈媛．清代本草著作有关训诂之研究［D］．北京：北京中医药大学，2016．
［72］陈昱良．明清学术视野下的伤寒学研究［D］．北京：中国中医科学院，2016．
［73］谢永贵．浅析《温热逢源》中的升降出入辨证［J］．山西中医学院学报，2017，18（5）：9-10．
［74］顾植山．无限情深无尽教诲［N］．中国中医药报，2017-8-16（008）．
［75］袁保．袁士良“清化法”溯源与应用［J］．中国中医基础医学杂志，2017，23（4）：458-459．
［76］肖毅．清代考据学对温病学形成发展研究［D］．北京：北京中医药大学，2017．
［77］刘哲．中医理论的发展特点及其思想文化基础研究［D］．北京：北京中医药大学，2017．
［78］高晞．中西医汇通的近代史研究——《中医药文化》首届学术工作坊纪要［J］．中医药文化，2017（3）：8-13
［79］周雨婷．乾嘉吴派对中医学的影响研究［D］．南京：南京中医药大学，2018．
［80］王键．梳理源流而究根本　汇集众长以臻大成——品读《〈黄帝内经〉

百年研究大成》[J]. 中医药文化，2018，13（4）：92-96.

[81] 中医古籍出版社重印《文渊阁四库全书子部医家类》[J]. 中医杂志，2018，59（13）：1-1149.

[82] 宁百乐. 近代岭南伤寒学派的发展概要与学术探析[J]. 中华中医药杂志，2018，33（8）：3262-3264.

[83] 王丽.《柳宝诒医案》学术思想及用药特色探究[J]. 湖南中医杂志，2018，34（8）：149-151.

[84] 顾鸣佳，缪志伟，高磊平.《柳宝诒医案》经方运用特色赏析[J]. 上海中医药杂志，2019，53（8）：46-48.

[85] 花海兵，龚伟，陈正平. 柳宝诒《惜余医案》诊治特色浅析[J]. 中医药导报，2019，25（11）：75-77.

[86] 吴清梅，鲁玉辉. 柳宝诒助阴托邪法探析[J]. 中国中医基础杂志，2019，25（2）：243-245.

[87] 谬志伟，顾鸣佳，叶柏. 柳宝诒应用托邪法举隅[J]. 中华中医药杂志，2019，34（9）：4377-4379.

《中医历代名家学术研究丛书》医家名录

（总计102名，以医家出生时间为序）

汉晋唐医家（6名）

张仲景　王叔和　皇甫谧　杨上善　孙思邈　王　冰

宋金元医家（19名）

钱　乙　刘　昉　陈无择　许叔微　陈自明　严用和
刘完素　张元素　张从正　成无己　李东垣　杨士瀛
王好古　罗天益　王　珪　危亦林　朱丹溪　滑　寿
王　履

明代医家（24名）

楼　英　戴思恭　刘　纯　虞　抟　王　纶　汪　机
薛　己　万密斋　周慎斋　李时珍　徐春甫　马　莳
龚廷贤　缪希雍　武之望　李　梴　杨继洲　孙一奎
吴　崑　陈实功　王肯堂　张景岳　吴有性　李中梓

清代医家（46名）

喻　昌　傅　山　柯　琴　张志聪　李用粹　汪　昂
张　璐　陈士铎　高士宗　冯兆张　吴　澄　叶天士
程国彭　薛　雪　尤在泾　何梦瑶　徐灵胎　黄庭镜
黄元御　沈金鳌　赵学敏　黄宫绣　郑梅涧　顾世澄
王洪绪　俞根初　陈修园　高秉钧　吴鞠通　王清任
林珮琴　邹　澍　王旭高　章　楠　费伯雄　吴师机
王孟英　陆懋修　马培之　郑钦安　雷　丰　张聿青
柳宝诒　石寿棠　唐容川　周学海

民国医家（7名）

张锡纯　何廉臣　陈伯坛　丁甘仁　曹颖甫　张山雷
恽铁樵